树 业 十 载

医院管理的思考与实践

田裕民 著

新华出版社

© 浙江大中医疗集团

　　大中医疗集团的前身缙云县田氏伤科医院，由田大中先生在1988年正式创立，历经三十多年，我们不断发展，继往开来。总院在人口不足2万的一个小镇里，从一家仅1000平方米用房，11个创始员工的专科诊所，成为今天超5万平方米体量，400名员工，同时下辖5家分院的国内领先的骨科医院集团。

　　一路风雨兼程，我们碰到了无数的挑战与困难，但面对所有两难的选择，支持我们走到今天的，也将继续引领我们走向明天的，是我们从来未曾变化的初心——那就是能够真正地以患者为中心，以临床为核心。我们坚持能够给予患者真诚的医疗服务，绝不欺骗，把患者需求放在第一位；我们

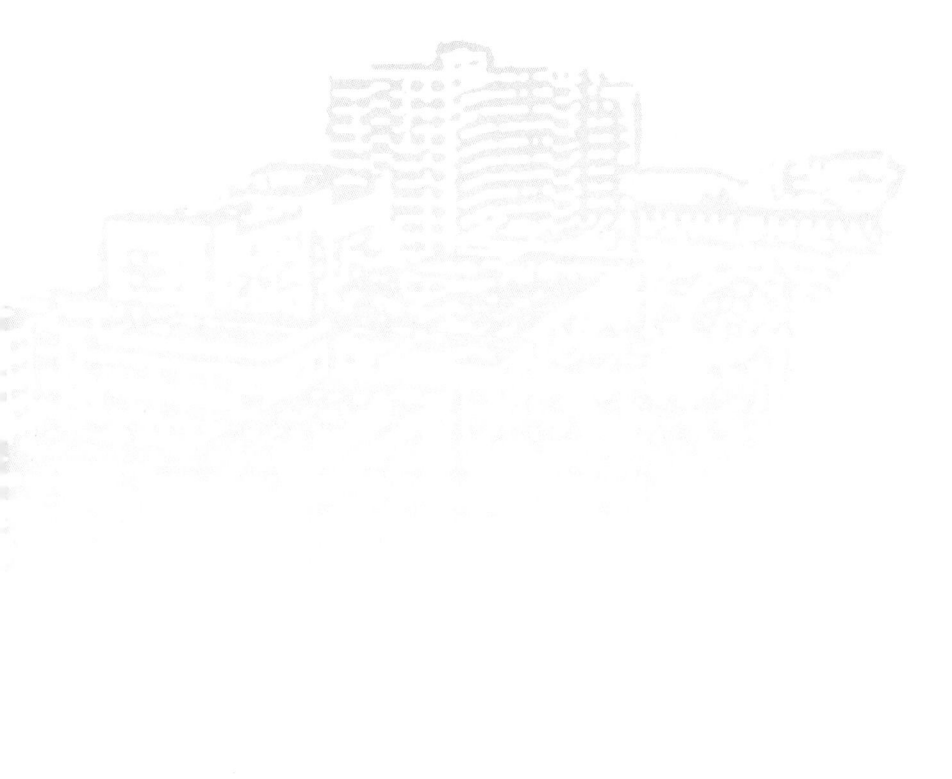

向来重视临床，坚持第一时间引入先进技术、理念、设备，改善环境，提升人才待遇。

我们始终心怀医院的发展使命与愿景，将其作为己任。共同承诺始终向社会提供先进、稳定、优质、平价的诊疗服务。我们尽心付出确保我们拥有先进的技术与设施；严谨分科持续改进，确保医疗品质的稳定；不断提高服务水平，改善环境，对优质医疗的追求，永不止步；我们将始终面向百姓，施以合理可负担的医疗费用。我们会共同努力将医院打造成一家真正的国际标准的基层医疗机构。

秉承价值，持续成长，追求卓越。

序　一

　　缙云田氏伤科医院经过30多年的发展，成为现在的浙江大中医疗集团，已经是一家具有现代化规模的专科医疗集团，从一家乡镇骨伤诊所发展成为下辖5个分院的跨省域骨科医院集团，在区位优势并不明显的浙西南山区，实属不易！大中医疗的成长是改革开放后中国民营医院快速发展的一个缩影，其成功也证明了民营资本在推动医疗卫生体制改革中的重要作用。

　　最初了解田裕民，是他上高中时与其父母交流中得知，后来听说到澳大利亚留学，学习工商管理。裕民回国后开始接触医疗行业，从事医院管理，有热情、有思想、有魄力，很快成长为大中医疗的第三代医院管理者。使我感到惊讶的是，他接触医院管理也才仅仅十年，十年对于一名临床医生来说还是打基础成长阶段，但裕民对医院管理的理解和思考，却超越了这个年龄和阅历的认知深度，可以说，已经成长为一名成熟的医院职业管理者，在这样一个年纪，是难能可贵的。

　　医院的发展总是充满机遇与挑战，如何在激烈的竞争中立于不败之地，大中医疗的发展可以给我们答案。从11个人的创业团队到1000多人的医疗集团，大中医疗在三代人的传承中守正创新，始终坚持最初的办院方向和宗旨，不断顺应政策和环境的变化，调整发展战略，与老百姓的需求相适应，与国家卫生事业的发展相适应，与时俱进，精业笃行。纵观大中医疗30多年的稳健发展，正是一部"在继承中创新，在创新中发展"的创业发展史。

成事者总是在不断思考、学习、感悟、修正和提炼中成长，《树业十载》正是作者田裕民10年来对医院管理的理解和总结，得益于中西方教育和管理理念的影响，本书既能感受到中国传统人文管理的柔性，也能体会到西方现代工业管理的刚性，是中西方管理智慧融合的结晶，相信很多管理困惑都能在书中找到答案，也希望为更多的医院管理者带去一些经验和共识。

后生可畏，焉知来者不如今。裕民的很多理念和思考都是未来民营医院发展的重点，本书的出版将是大中医疗一个崭新的起步，相信在第三代管理者的努力下，大中医疗一定会越走越远，越走越好！

丽水市中心医院院长

韦铁民

2021.10.14

序 二

初识裕民，是2016年5月在鼎晖的上海办公室。裕民是个阳光帅气的小伙子，眉宇中透着和善，略带腼腆。我们的交流主要围绕着医院的管理，特别是明基医院的台湾管理模式，看得出他很感兴趣。那个时候他刚刚结束在杭州的一家医疗信息化公司的创业，开始全身心回到家族医院的管理。他很谦虚地告诉我，医院并不缺钱，只是希望引入外部资本，能从不同视角对医院发展有所帮助。后来通过近一年的接触、沟通、调研和反复谈判，最终双方成为合作伙伴。在这个过程中，我们认识到田氏医院在当地拥有极好的口碑，对裕民的了解也逐渐加深，和他的父亲和叔叔们亦熟悉起来，开始逐渐理解这家医院的文化和口碑背后创始人家族的基因和传承。这个家族祖孙三代共有的特质是宅心仁厚，谦和善良，却又不乏进取意识和创新精神。爷爷田大中先生作为第一代创始人奠定了"医疗品质"这一最重要的基石；父亲田纪青引入现代医学，并且采取严谨分科，大大推动了医院的快速发展；而裕民则通过十余年的摸索逐渐构建起系统的现代管理框架，并通过这个系统框架进一步奠定了对"医疗品质"的追求。

一如一贯的谦逊，裕民把书名定为《树业十载》。而通览全书，他通过自己十余年的实践、思考、总结与提升，实际上构建起了一个系统性的思维与管理框架，其深度、严谨、上下一致和可执行性，在我所接触和了解的医院中是极为少见的，甚至在其他类企业中，也是比较少见的。"以患者为中心，以临床为核心"的价值观，与上两代创始人对"医疗品质"的定位一脉相承，却又更加清晰明确；"始终提供先进、稳定、优质、平价的诊疗服务"的使命则为价值观的落地阐明了四个方向；"在医疗安全基础上，不断提升改善医院环境、能力与服务"的核心发展模型则又为使命中四大方向的落地提供了具体路径；而后续的门诊改革、医疗安全改革、专业医疗建筑、信息化及等级医院创建等章节描述的具体内容紧紧围绕发展模型的几大要素展开具体的行动；董事会治理、建立例会制度和人事管理变革的内容则是为了推动前述价值观与各项举措的有效落地而采取的组织与制度保障。以上各层级内容层层递进，逐层深入，从最底层的某项具体改革皆能清晰地看出背后所坚持的价值观。比如二次候诊区的设计就遵循了以患者感受为主导的设计理念，体现了具体行动与最上层价值观之间上下贯穿的一致性。要做到这一点，在绝大多数企业里都是非常困难的，而真正做到这一点，我相信会给医院的发展带来非常强大的持续驱动力。我想这也是田氏这些年发展越来越好、越来越受患者信赖的主要原因。同时，上述各方面也可以概括为战略、组织与能力三方面的构建与推进，其思维与管理框架具有很强的系统性和完整性。

通过本书的总结，我们也可以看出裕民在日常医疗管理中的坦率、务实，这在很大程度上保证了他所推行的改革与管理的成功。裕民虽然不是临床专业出身，但善于学习，对医疗本质有较为深刻的理解，能够清醒地认识到存在的很多问题，而且从不回避。比如门诊的改革，就采取了先易后难、逐层递进的策略，而没有像一般管理者（尤其是年轻管理者）那样试图一蹴而就，毕其功于一役。在医疗安全的改革上，不仅对于医疗安全的认知非常深入，不是就问题解决问题的表面管理，而是深入挖掘问题背后的根源，并进行系统性的改进，体现了其管理思想的逐渐成熟和深入。

如前所述，本书的管理思想全部来自裕民在医院十余年的改革摸索与管理实践，理论与实践相结合，朴实的案例中集聚了深刻的管理思想，不仅对于其他医院管理者具有很强的学习价值，对于其他行业的管理者也有借鉴意义。且文笔流畅，娓娓道来，深入浅出，可读性非常强，是一本难得的管理思想与实践总结的佳作。

鼎晖资本高级合伙人

郭其志

2022.01.30

序 三

很难相信这本书出自一位三十出头的年轻医院管理者之手。

作者田裕民,热情、谦逊、英俊,出生于医学世家。祖父和父亲创建了浙江缙云田氏伤科医院。凭借技术和服务,田氏伤科在当地声名鹊起,赢得百姓信任。裕民高中毕业后就读于墨尔本皇家理工大学,主修现代企业管理。毕业后回故乡,2012年初加入家族医院,逐步从医院管理实习生成长为医疗集团的一线核心管理者,其父田纪青院长亦在管理上逐步放手于儿子的努力、勤奋和聪慧。

裕民平素兴趣广泛,喜好探索。记得他在大学期间迷上摄影,两年后出版一本纪实摄影集,取名《我的留学影像志》,记录大学校园以及墨尔本的人文点滴,散文体的配文亦出自本人之手。回国后有段时间竟喜欢上摩托越野,据说已有不错的身手,直至一次赛后小腿被钉上钢板打上石膏,方才收心。然而这仅是他的一面,更多的是入职医院后对医院运行管理的观察实践与思考探索。我因和裕民父母相识已久,加之长期从事临床医疗及医院管理工作,和裕民也有不少接触交流,对其勤奋、认真与谦虚好学之品,十分认可。

临床医疗行业是运行体系复杂而又充满公众高度期望值的专业服务领域。简单概括,一是要做到医疗技术好,二是要做到服务水平高。这两大价值体现的支撑点却有无数:人才积累、构建管理体系和制度、打造医院文化和服务流程、信息化建设、优化财务状况……而更高层次的体现必定是医院核心价值观。裕民入职后的十余年,恰好是田氏伤科医院快速发展成为一家拥有5个院区、逾千张床位、近千名医务人员的医疗集团阶段。然而,一家由父辈们创造的家族式小型骨科专科医院,要脱胎发展成为现代医学技术与现代医院管理模式支撑的医疗集团,并非易事。乘上时代发展的顺风车,在国家大力深化医改、推进现代医院管理制度、重视民营医院发展等诸多政策引导和推动下,这家医院的管理者们作了许多探索。难能可贵的是,在这个过程中,田裕民这个具有现代企业管理专业背景和主动学习传统文化双重知识融合的年轻人,一定程度上牵引了医院的发展方向。

书中记录的正是这家快速发展中医疗集团的重要发展历程、要素与思考。比如,对医院核心发展模型(在医疗安全的基础上,不断提升改善医院环境、能力与服务)与使命(始终提供先进、稳定、优质、平价的诊疗服务)的思考,既充分体现了现代化医院管理的基本思路,又将民营医院的发展与深化医改的目标相结合;对门诊工作改革的"四部曲":循序渐进、步步为营的改变,则充分体现了以问题为导向、以专科技术发展、服务水平和患者体验等多维度改善为目标的持续改进的实践过程;书中对医院管理多个方面的改革发展进行了总结与思考，如组织架构、管理制度、安全医疗、人事管理变革、信息化工作、医院建筑、创建等级医院等，明显提示医院已由家族式经营家长式管理为主的传统运行模式转变为现代化医院管理模式，令人欣喜。毫无疑问，这正是波澜壮阔的中国改革发展大潮中民营医院发展的生动案例。

田裕民还很年轻，文中所述、所感和认知，乃至文字表达，不免还有些稚嫩。但这不妨碍我们对他未来的期待，就是勤于学习思考、敢于实践作为的年轻人，终将会成长为一名优秀成熟的医院管理者，对此我很有信心。

浙江省丽水市人民医院党委书记
邵初晓　教授、主任医师
2022.4.11

前　言

　　我于2012年1月正式参加工作。在澳大利亚的四年留学生活，系统的西方高等教育对我的理性与逻辑性思维塑造有较大的影响。而中国古典哲学特别是《大学》中"格物、致知、意诚、心正、修身、齐家、治国、平天下"理念与追求也一定程度塑造我的人格并应用到管理变革中去。而后《资治通鉴》《基业长青》《3G资本帝国》《国富论》《乔布斯传》《稻盛和夫》等近年阅读书目，对我管理思想的逐渐成型也有甚多积极帮助与影响。

　　十年间，具体工作与实践上磕磕碰碰，很多设想失败了，无疾而终，也有一些实现了。自认为较为难得的是内心中整体思想基本保持了一贯与一致，在追求上保持了良好的定力。我向来不认为事业的本质是为了追逐金钱或名誉，反而金钱与名誉是良好的工具能更好地实现事业。当然两者并不冲突，反而相互依存，相互成就，但是我们对其本末的理解，将从根本上决定事业的高度。

　　我个人认为所谓事业的本质应该是通过个人强大内心中予以改造世界的愿望与意志，通过组织变革的方式为社会带去更好的未来。而因为所从事的事业更好地满足社会需求或提供了更高效率的解决方案，随之而来的收入与利润以及名誉是自然而然的。

如同近年在大健康产业狂热的浪潮中，有多少参与者是抱着想大赚一把的心态来的，又有多少人对大健康产业产生兴趣只是因为自认为看到了健康行业良好的收益。这与心怀为产业提供更好解决方案，更好满足社会需求的目的而来的创业者，虽然从事同一个行业，但是两者的心态以及对本末的认识是完全不同的，故而在结果上也将是完全不同的。

这也是《乔布斯传》中说的现实扭曲力场。其实所有成功的事业都需要现实扭曲力场，只有真正地相信自己所追求的事业，充分而合理的谋划，倒不是说去洞悉未来，而是让周围的人能够看见我们的看见，从而才能去创造我们心中的那个未来。这种力场来自我们对事物本质的理解，而绝非一种投机的心态可以领悟。

自古，智者不为小利移目，不为意似改步。

我们应坚信我们所做的，对组织与社会而言是更高效更优质的解决方案，故而必定会取得市场的认可，进而应当获得事业的成功。所以我们工作中应当永远思考两个问题，就是我们的所思所想，有没有为社会与他人带来更为高效的更为优质的需求解决方案？我们的所做所为，有没有解决实质上的需求问题？对这两个问题的解答，是事业的基础，也体现一个人思想的成熟度。而逐渐成熟过程中最显著的感受便是周围工作与新计划的实现开始变得慢慢可控。

在请丽水市人民医院邵初晓党委书记作序时，邵书记提到本书的书名可再作斟酌，思前想后，将正式书名定为《树业十载　医院管理的思考与实践》。

十年树木，百年树人。

我想优秀的医疗机构也必将以百年为愿景，为追求，为积淀。

第一个十年的工作，通过许多的实践与持续的思考，我获得了良好的成长，此过程中尤为幸运的是我遇见并拥有许多优秀而正直的行业导师。我在爷爷的身上看到了魄力与勇气，在父亲身上感受到宽和与仁爱，在邵初晓书记身上看到严谨与真诚，在韦铁民院长身上学到细致与用心，在郭其志先生身上感受到谦虚与沉稳，在杜洪华院长身上看到节俭与敬业，亦在管伟立院长身上学到格局与利他。他们并未向我做任何的说教，但与他们相处和共事的过程中，他们的行为无不时刻彰显这些特质。而正是这些优秀的品质，在这十年间帮助我培植树立了自己的内心，在成长的重重障碍中磨炼了自己的意志，让我得以许下对百年事业的追求。

人的时间终归是有限的，我真切地期望在我未来的工作中，能继续与全体同仁共同努力，与优秀同道一同互勉，为打

造具备国际影响力与声誉的百年名院奠定应有的基础，并于此
将今日导师们的优秀品质用自身的言行举止递予后人。

2021.12.10

目 录

明确的价值观、使命与愿景

VALUE MISSION AND VISION

第一章　明确的价值观、使命与愿景

　　任何一家期望获得长远发展的公司与机构都必须真正找到并确立自己的核心价值观、使命以及愿景，并且让人真正认同并相信。因为只有让组织中的人能明白自己参与的整体是什么样的，共同的追求是什么，组织的形式才有它存在的意义。

　　价值观、使命与愿景的正确与否，重要的是要能否体现自身真实的内涵，而非本身是不是一句正确的话。这意味着组织的长期发展一定要去找到自己明确的定位、思想与目标，而非哪里抄一句正确的但不是自己的话去挂到墙上。知道什么是正确的并不难，难的是在日复一日的工作与生活中，总是能够避开短期诱惑，做出符合价值观的选择与决策，做到真正的知行合一。

很多人认为一些道理太过平常与简单，总是期望寻求一些快速的突破性的，又无须过多投入的门道与方法，对发展缺乏定力，也缺乏长时间跨度的思考与眼界。这种思想可能在一些投机性领域或在短期得到些惊人的收益，但多数时候，在多数领域终归是一种诱人的泡影。特别是医疗健康领域，最优秀的那批机构一定有个长时间的沉淀过程。

我个人回顾十年工作，做了非常多的尝试、变革与探索，饶有成效的成绩也不少，但自我认为总结并确立出今天医院明确的价值观、使命与愿景，并真正在实践中推行坚守，依然是目前为止我个人最大的工作成就。

在2015年总结提炼出的田氏医院核心价值观"以患者为中心，以临床为核心"与"始终提供先进、稳定、优质、平价的诊疗服务"之使命以及"国际标准基层医疗机构"之愿景，我相信，它会在未来长时间跨度上对医院与集团的发展带来积极的决定性的影响。即使有一天我也退休离开了这个机构，但它依然会发挥积极的作用，只要它能一直被真正秉承。这也是我目前所有管理工作与战略决策最底层的逻辑依据。

我们医院从1988年建院至今，从爷爷到父亲，经历了几代人的不懈努力。一路上面对风风雨雨，做的决策对对错错，经历的人物形形色色，一切过去了的故事便成了我们这个组织的积淀。

虽然早年的发展中管理层并未系统总结制定过自身的价值观、使命与愿景，但一句"百年田氏，无微不至"在周边地区耳熟能详。不过过去这句标语似乎更多是作为广告词汇的推广，而非价值观来使用。甚至实控人家族内部还曾玩笑式地议论，认为这句标语也许不合时宜，因为我们擅长技术，但服务真的做得很一般，说自己"无微不至"觉得有点夸大宣传的味道。然而三十多年的时间，一路风雨，在很多发展关键节点的选择上已经塑造了我们的形象，证明了我们的内心，说明了我们是谁，只是需要有人提炼总结而已。

初心的故事

早在1988年医院正式创立前，那时候爷爷与父亲在卫生院工作，住的地方离工作的乡镇卫生院有五里路。每天骑自行车往返在土路上，一到刮风下雨的天气，特别是冬天是个辛苦的行程。

在工作多年后有了稍许积蓄，有天爷爷与父亲做了个讨论："现在有机会能够购入一辆带顶棚与方向盘的三轮摩托车让我们通勤能够舒适些；抑或者，在刚刚开始的改革开放浪潮下，稍稍松绑的政策让我们有机会办一家自己的医院。两者中我们作何选择？"

我父亲说他们毫不犹豫地选择了办自己的医院。

于是在通勤三轮摩托车与办一家自己的医院的选择间，我们开始了事业发展的故事，这个选择在某些程度上也便塑造了今天的我们。

不同于近年很多医疗服务新入局的投资人或外行老板，办医初衷是认为医疗行业能挣钱或者是自己的行业不好做了。我们的创始人放弃了短期改善自身生活与通勤水平的需求，放弃了在公家体制内稳定的可预见的收入，转而投入全部积蓄甚至增加了大量负债去做一件他认为尊崇内心的、能够以更为灵活有效的民营体制为患者带去更好医疗品质的事业。即使，在当时看来大环境的未来依然是不确定的。

关于先进

到了1990年，那时新开不久的医院一天全部业务收入大致在300元左右，爷爷开始用100元一天的代价请了杭州市三医院的孙强主任，千里迢迢地到缙云乡下这家小医院带我父亲开刀。

正是这个决定在短时间内使得我们医院在临床理念与技术上一下将旧有的传统中医骨伤科进阶到和省级三级医院接轨的现代医学范畴。加上更多先进内植物的引入，使得如粉碎性的不稳定骨折，累及关节面的骨折，这些过去中医保守治疗无法很好解决的，又或者如股骨骨折等原来需要长时间牵引，治疗过程漫长，护理难度大的，开始可以通过手术的方式更好地解决。

在中医保守治疗的基础之上，用开明的心态，开放的思维拥抱现代医学，做好中西医结合，哪种方法可以更好地治愈患者便采用哪种方法。这种开明与开放以及对于先进技术的追求，从爷爷身上延续到了父亲身上。

在父亲带领下，我们几乎是最早引入AO标准，引入髓内钉技术的基层医院。后来，在江西分院开业后，采用的髓内钉技术在当地甚至因为从没见过，还曾遭到过同行的误解与质疑，而这项技术在十多年后在当地才慢慢普及。

除了在先进技术上的追求，在先进设备上我们的投入同样不遗余力。在我印象中爷爷在生活用度上一直是极为抠门，但是在引入CT、磁共振等先进设备的决策上，我们一直是尝鲜者，是走在最前面的一批。全县第一台C臂，第一台磁共振，第一台超导磁共振都是在我们医院。

这并不是因为我们的资金特别富余，而是每次在医院发展与改善家庭生活之间的选择，我们的创始人几乎无一例外的优先选择了更能改善医院设施与技术的选项。这种一贯的选择最终变成了我们对"先进"的坚定追求，虽然地处乡下，但是对于先进技术与先进设备我们向来有这样的自信与胆魄，要用最为坚决的投入走在行业前沿。

关于稳定

我们从2000年开始严谨分科，是全市范围内最早开展亚专科分科的医院之一。分科的概念虽然由来已久，也是学科发展的必由之路，但是在二十多年前，很多医院的管理实践中，严谨分科是一件困难的事。

分科的困难不单纯体现在业务量较低手术量较少时，分科造成的工作量不饱和，从而造成人力成本上的低效与空耗。更为困难的是要明确的划清病种，在内部遭受阻力是一定会经历的过程。

作为大的专科主要骨干对即将分开的亚科病种都会有所涉猎，如何做到兼顾质量与安全的前提下真正的放手，让每个人在新的亚专科中获得更好地成长，并建立起对彼此的信任，是所有医院实践中或多或少都会遇到的难题。

很多医院的分科难以真正开展，其本质核心就在于骨干之间的彼此不信任。脊柱的科主任碰到有些亲戚朋友做关节手术更愿意自己做，而非推给关节科的主任。从根本上便是因为对彼此缺乏信心，认为自己的水平并不亚于兄弟科室主任。但是真正实现严谨分科的时候，优势是极为明显的。对亚专科的专注以及更为集中的病种，对学科水平与治疗水平的提升是明确的。而这些，最终将为整个医院带来更为稳定的治疗能力与治疗水准。

更为重要的是，良好的分科，提升了临床质量。质量转化为口碑，口碑又会为专科带来更多的更为集中的相似病种。而这些大量的集中的病种，是培养临床科室梯队的重要基础。

田氏医院作为全国为数不多的具备自我梯队培养能力的民营医院，不像很多基础薄弱的民营医院，要么学科人才依靠退休公立医院老专家，要么招的都是低年资应届生，缺乏年富力强的骨干。田氏骨科系统几乎所有的骨干都是依靠院内自己培养成长起来的，其中的秘密或许就在早早开展的严谨分科中。

严谨分科父亲从自己做起，与我的大叔以及在全国范围内招募而来的第一代科主任彼此信任，一同完成。我父亲开始专注脊柱，大叔转向关节，还分出了创伤与手外。这个过程中，父亲对于技术的带教与分享是无私的，对团队是充分信任的。

过程中虽然也碰到不少波折困难，甚至也出现了少数骨干离职的情形，但是这步跨出去，父亲还是以坚定的决心一直走了下来。可能这也是他作为一名优秀的骨科专家，一名临床导师所恰好具备的特质，才能将严谨分科一做到底。

从自己做起，恰好自身又积累了良好的技术水准，以宽广的胸怀，充分的信任，能够对其他骨干进行带教，如此将分科的策略真正落地。我认为这是父亲在2000年抓住的最为重要的发展机遇，也成就了今天医院最为核心的竞争力基础，那便是具备自我成长能力的临床人才梯队。而这一切也是我们今天拥有稳定医疗质量的重要基石。

关于优质

跟今天很多人对民营医院的理解不同，甚至包括很多主管部门领导，认为民营医院学科能力弱是正常的，认为民营医院的特点就是做好服务，要与公立医院差异化发展。我们医院的发展路径则恰恰与此相反。我们以技术见长，只是多年来一直处在乡下，对优质服务与优质环境的管理能力和眼界相对缺乏。

然而近十几年，医疗行业整体的进步是巨大的，从早期医疗资源的稀缺，到今天越来越多人开始追求更为优质的医疗体验。虽然我们在多年前就引入了AO理念与标准，并率先开展微创治疗，但是随着技术普及与优秀内植物的市场推广，机构与机构之间的技术代差变得越来越小，我们的综合竞争力变得不再那么明显。

在我参加工作后，逐渐感受到社会对医疗机构的期望已经慢慢从单纯的技术需求，解决问题，提升到了更高的要求，开始追求更好的就医体验。我在工作中发现很多对于环境的投诉并不都来自那些家庭条件优越的患者，反而有很多来自农村的患者。当然用今天的眼光来看，我们也确实一度在环境与服务上做得欠缺了些。

改善环境与服务，说起来简单，但实际做起来则有着巨大的阻力。这些阻力不在于工作的复杂，而常来自人与人之间观念的冲突。

举个例子，我刚参加工作的时候，发现院内的大厅与走廊实在太暗了，特别是有几个采光不好的区域，如果外面是阴天，里面看着更是黑洞洞的一片。我说为何不开灯？工作人员往往面露难色，真的开了后，没过多久发现又被关上了，原来是奶奶不允许在白天开灯。

我充分理解老一辈从物质匮乏年代熬过来的那种深入骨髓的节俭，一直以来我们的发展也得益于这种节俭朴素的精神。不过对于如何在实践中平衡成本与收益是需要我们用发展的眼光来考量的，爷爷在初创过程中对生活极其节俭，但是对发展又极其愿意投入。我也认为浪费一定是可耻的，但是给院内人员提供一个良好的光环境又是必要的，这其中的决策差别主要就在于我们认知上的差异。

在更深入的沟通前，奶奶一度批评我，说"大白天开灯人家会认为你钱太多烧的，影响不好"。但是对于一个良好的光环境以及对心理的影响，我有着自己的观点。我曾任性地令人把最暗两个区域的灯光开关拆了，灯24小时开着，使得最暗的两个区域照明改善了些。

不过亮灯问题最终还是通过多次餐桌上的沟通游说才解决，我说：将灯分两组，晚上也不需要那么亮，白天开一组，晚上开一组，如此所耗费的电费是一样的，可否？如此云云，奶奶才同意了我的说法。这个做法一直保留到了今天，从那时起我们才在白天有了一个相对明亮的走廊与大厅。

其实谈起对优质服务与环境的追求，我想没人会反对，但是实践中一旦涉及具体事物，随着大家的认知差异，很多时候观点就会变得对立起来。环境与服务的优质又往往体现在很多细节上，而只有大量的细节都能得到改进，才有可能最终营造出一个优质的印象。

类似的案例还有很多，比如自助轮椅的投入与使用。我们医院的轮椅一直以来都在导医那里，需要患者用身份证抵押才可租借。我看到这个现象后在会上说为什么不能自取自用？然而几乎是立刻得到部门的反对以及多人的附和，说"那丢了我是没办法负责"。

其实轮椅的问题是个小问题，一张轮椅成本也不高。但是在这个事情上的对话，让我发现绝大多数人缺乏站在患者立场思考的能力。也就是对"以患者为中心"这个核心价值观是缺乏清晰认知的，并由此导致的观念与认知上的冲突，才是优质服务与环境改善的最大障碍。

关于自助轮椅的问题，我最终在会议上给了明确的指令，我说，立刻调拨一批新轮椅到门诊随取随用，并且请导医丢够一百张后再向我汇报，所丢轮椅亦不需要导医负责。

这个措施实施已经超过五年，迄今为止我们遗失的轮椅数量不过两张，而且大部分患者能主动将借用后的轮椅送回。很多医院因为有这样类似的担心，开发引入了扫码的共享轮椅，其实很多老年患者也不会用扫码，就简简单单放门口随取随用，多好。

从我们自己的院内实践来看，何须因为担心不过几百元成本的两张轮椅的遗失风险，而要让每年十几万人次的门诊患者都处于不得不用身份证质押，如此般的不便。我们完全可以信任患者与家属，我们的实践也证明了选择我们的患者与家属是值得信任的。

我认为真正的优质医疗就来自于这样的彼此真诚，以及因此而展现出来的大量贴心而温暖的细节。患者能否拥有一个良好的就医感受，根源在于其是否在我们的所作所为中感受到了这样的真诚。同样一个事情，不同人做起来，感受是不一样的。而内心真诚的人，有同理心的人，便会站在患者的立场去思考去改善。

所以我认为一家医疗机构其环境与服务展现出来是否"优质"的根本，就在于能否让院内的同仁都具备这样一种站在患者立场思考真诚待人的共识，而非生硬的培训系列应对的技巧。

譬如告诉一个不开心的同事，你一定要怎么微笑，而忽略了，我们真正应该做的是想办法让他开心起来。

关于平价

我从不认为医疗行业的市场化是一个错误的行为。通过市场对资源的有效调配，更为合理有效的人员激励能够加快行业发展，我们机构的成长与壮大也得益于此。更多优秀人才与社会资本的投入，可以壮大医疗行业的整体供给，从而为全民提供更多就医选择，为社会提供更好的保障基础。

但是我们也不能忘记，医疗行业从诞生开始就具备厚重的民生属性。我们应尽可能创造提供优质医疗的同时，还要兼顾它的可负担性。这并不是一个容易的工作，这需要我们将自己打磨的足够好，在该体现价值的地方能挣钱，对贫困患者则应能有所照顾。

记忆中，非常小的时候曾跟着父亲查房，面对有些实在贫困的患者，我看到父亲做的从来不是去催费，反而是掏出自己口袋里的钱，让患者在住院期间能不因经济的拮据，在生活与营养上有所保障。父亲说，只要相信我们，就不能让困难患者因为费用而放弃治疗。我们在后来的发展中，累计向慈善总会捐赠了1000万元的助医基金也是出于这个目的。

在今天，我们的助医基金依然在良好的运行，另一方面，我们同样应重视医疗服务的合理定价。我认为我们的医疗水平与质量要向三级医院靠拢，但定价则应参考二级公立医院水平，只有这样，我们的医疗服务才是具备竞争力与性价比的。

所以我们从不鼓励均次费用的大幅增长，不鼓励大处方与过度检查，我们反而采取了较为严格的控费举措。如果临床不能够将费用控制在合理区间，则增长无意义，甚至会影响科室绩效。

在做到先进、稳定、优质的基础上，我们能否做到让这样的医疗服务是大多数人可以负担的，是我们需要持续思考并为之努力的。

正是这样一个立场与定位，以及过去我们身上的故事，告诉我们，我们发展源于基层，我们所从事的事业应该始终面向基层百姓，我们应该尽可能地向社会提供优质医疗的同时也应是可负担的诊疗服务。

如果说中国可以为世界提供一个好的医疗样板，我认为，最好的医疗既不是如朝鲜式的低效率低质量的免费医疗，也不是如美国医疗系统般高精尖但是使得社会在费用上不可负担，而是能够兼顾一个良好的平衡。它是先进的，它是安全稳定的，它是优质的感受良好的，同时它也是可负担的。

在过去了的三十年多年的时光中，创始人的初心引领着我们做了一个又一个决策，迎接了一个又一个的挑战，那份底色与真诚最终构成了我们今天的核心价值观"以患者为中心，以临床为核心"。

而我们一路的故事与实践，勾勒出了我们的使命"始终提供先进、稳定、优质、平价的诊疗服务"。这样的价值观与使命又帮助我们找到一个清晰的发展愿景，"办一家真正的国际标准的基层医院"。

而对于真正的国际标准，我曾细细地看了一遍JCI，JCI中的标准大约一千两百多项，其中的大部分，恰恰又是"以患者为中心"的标准。

第二章

确立核心发展模型

CORE MODEL OF DEVEL-OPING

第二章　确立核心发展模型

　　说起核心发展模型，很多时候很多组织其实是缺乏的，对核心模型的认知包括我们内部多数人的概念可能也是模糊的。

　　多数时候，大家习惯于今天看到一个问题便去处理处理，某天看到家不错的机构便去学习学习，又或者听了某一个老师的某一堂课，甚至偶然看到一篇文章觉得有些道理，便也去学着应用。这里的问题并不是说这些举措是错的或是不好的，而是在于类似的情况在整体观上，特别是在较长时间跨度上展示出来的行为是碎片化的。

　　我们今天已经习惯了碎片化地应用我们的时间。碎片化的行为可以很好地用于消遣，打发时间，但是对于发展而言，不论对于个人还是组织，碎片化的做法则非常容易成为一种障碍与制约。

这也是为什么有些人谈起自己的个人理想，或是一些机构管理层、创业者讲起自己的组织理念与愿景往往心潮澎湃，然而一旦落入实践，对于如何开展，什么都想做又什么都是蜻蜓点水的做法，容易使人一时兴起又每每陷入迷茫，最终总是落得一种对理想与愿景实现起来有心无力感慨的原因。

我自己也经历了这样的阶段，或许未来不免也还会掉入这样的陷阱。至少在我当前看来，我认为个中缘由，主要还是因为碎片化的方式让我们缺乏一种持之以恒的长期行为，从而不能够在一个轨道或一个方向上做出显著的成绩。

这就像我们希望学习某个爱好，摄影也好，乐器也罢，如果只是今天这里摸一下，明天那里摸一下，缺乏系统性的持续努力，虽然看似花了很多时间，结果则往往不尽如人意的根源。

我们需要一个核心发展模型，让我们在价值观与使命的基础之上，能够长期的专注在我们需要改进的业务范畴，并确保足够的聚焦。否则即使有了明确的价值观、使命与愿景，也会因缺乏核心发展模型而导致的碎片化行为，让我们在较长时间跨度上，不能很好地保持初心与价值观，从而难以忠实组织使命，最终使得愿景变得难以实现。

核心发展模型就像是动车的轨道，让动车居于其上能够保持高效率持续加速，以实现优异的发展势能，是价值观、使命、愿景能得到最终落地的有效行为框架保障。

那么，我们医院采用的核心发展模型是什么呢？我描述为："在医疗安全基础上，不断提升改善医院环境、能力与服务。"

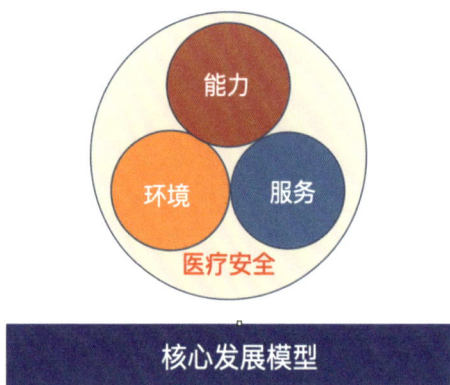

能力
环境　服务
医疗安全

核心发展模型

大致是在2019年的集团经营分析会议上，我总结并确立了这个核心业务发展模型。我并没有将营销等很多民营医院非常重视的维度纳入核心，主要考量是我并不认为医院的营销与市场工作是与核心业务相关的，同时也与我们长期以来的价值观并不契合，我们需要尽量保持核心模型的简单与专注。

至于核心模型中，为什么将"环境"的顺序放到第一位，不是因为医疗机构的环境改善最为重要，而是因为环境的改善是最为容易的。

任何一家医疗机构的内涵最为基础且重要的毋庸置疑是其能力，老百姓朴素地将其解读为"能看好病"。认为一家医院能看好病是最重要的，至于环境与服务是可以退而求其次的。但是对于一家医院究竟如何才能形成自身良好的能力，背后的逻辑则是很多人并不一定能理解的。

能力的建设需要吸引、留住、培养、选拔一大批高质量的人才，投入巨额资金引入先进设备，同时在开明的理念、妥善的管理这几个共同的基础上，才有可能使得一家医院具备良好的诊断与治疗的能力。

而对人才的吸引并一定程度留住人才，最为基础的便是创造一个良好的环境。换言之，提供一个糟糕的环境如何称得上对人才的尊重？连基本的尊重都不具备，那么优秀的人才为何要来？

而对患者而言，虽然最终解决问题的是基于一家医院的能力，但是良好的环境亦是有极大的心理促进作用的，并且一家医院良好的专业性与关怀是可以在环境中感受到的。

环境的改善最容易

对于持续性的环境改善工作，我主要将其分为围绕患者的诊疗环境与围绕员工的工作生活环境两个部分。小到开盏灯、换一批感应的小便斗，更为深入些的如整体视觉上包括装修配色、光环境设计、动线优化、标识系统、保洁与6S管理等诸多内容，这些工作的改善是比较容易被看到的。

不定期的正向改善，这种看得到的进步与发展能够良好地激发团队士气与信心。而且我一直相信高标准的环境要求能够一定程度传导到身处其中的人身上，以此让人有更高的自我要求。

很多时候医院管理层如存在在能力建设上的无奈与迷茫，我认为完全可以先着手环境的改善。如果改善环境这个大命题依然太难了些，这个维度是可以一直拆解到先把某个卫生间的卫生搞好。如果这样的目标依然无法达成，那么当事人最好不要再从事医院管理工作，应转向更为简单容易些的行业并从基础的工作重新开始职业规划。

在我的管理实践中，对于环境改善，经历了从小到大，从易到难的过程。除了把较暗区域的灯打开、换了几个感应的小便斗之类的"鸡毛蒜皮"的改善工作外，我的第一项较为正式环境改革工作，应是宿舍公共卫生间的改造工程。

在新大楼投入使用前，我们并没有专门建设的宿舍，大部分员工居住的宿舍都是以往旧的医院大楼病房稍做改造而来。大致在2013年左右，有次与医院几位同事一同外出，路上放射科主任提到在宿舍冬天洗澡的问题。一来公用的澡堂子不保暖，二来电热水器热水很快用完第二个人需要等很久。我当即表示要改变这个现状。

我在装修知识与经验都还比较匮乏的情况下先做了宿舍楼其中一层的公共卫生间改造工程，重新铺设了瓷砖并采用了大容量的热水器。之后，我与相关科室又陆续做了整个宿舍公共卫生间，以及标准化宿舍的改造和食堂的翻修工程。虽然时隔几年用今天的眼光看这些工程已不再优秀，并且随着这两年在装修上面知识与经验的积累，审美的改善，再回顾这些工程，感觉整体把控上显得稚嫩。但就是这样的小步快走，切实地改善了职工的生活环境，让大家对未来的变化开始充满期待。

还有当时未曾料想的是，这些积累在我并购了青田分院以后，在青田分院门诊住院楼整体的改造上有了比较好的应用。我们用不到800元每平方米的装修单价对青田分院进行了彻底的改造，大幅度改善了患者的诊疗环境。

而后在金华分院的装修工程以及总院新大楼建设工程的观察与学习中，再到江西分院的改造工程，总院食堂与党建室的二次改造，以及去年的老院区改造工程，我们已经轻车熟路。其中集团的杭州办公楼改造工程与总院老院区门诊与住院系统的改造不单纯改善了整体环境，而且从工程的角度上一定程度我也愿意称之为"作品"了。

这些变化给院内外所有人最直观的一个感受，就是我们的工作生活环境，我们的就诊治疗环境大幅度地改善了。这种改善不但让我们更容易留住人才，也显著改善了患者门诊与住院的体验，最为重要的是，大家对于未来的发展信心变得更为坚定了。

诊断与治疗的水平即能力

核心模型中最为困难又是最为重要的是能力建设，一家医院能力的本质在于提升诊断与治疗的水平。我认为管理层的决心，或为一家医院能力建设的关键所在，而人才、技术与设备则是医院能力的具体展现形式。

能力提升不仅在于下定决心引入关键人物，能够拥有保持在行业前沿的设备并且妥善的运用，也在于在当前组织框架下，更有效率更有积极性的人事管理举措。对于能力建设管理层应该有充分的决心与恒心，持续性的改进与投入，同时要避免一些"低成本速成"的念头。

例如在并购青田分院之前，我们发现原机构在门诊大厅放置了大量三级公立医院专家的宣传，但是却看不到这家医院自己的骨干医生。而且出于成本原因考虑，这些专家虽然建立了联系，往往又不能固定出诊。这种期望通过简单地与多个三级医院专家建立起一种薄弱的多点执业关系，来迅速提升自己医院的核心能力，显然是不现实的。

我在院内实践中，一直倡导平等对待的原则，即我们的院内外宣传，我们的专家一览表，对于三级医院多点执业的上级专家与我们本院骨干医生用同样的规格，同样的方式公示。对不是长期固定时间多点执业的专家，我们只作临时性的宣传。

这种平等的精神，能够将我们的注意力专注到自身核心能力的改善上。要充分重视自身梯队的建设水平，而非因为自身梯队暂时的薄弱，便只是将希望寄托在偶尔来的外院专家身上。

除了多点执业，还有种看似较为轻松的能力建设思路，便是通过科室合作共建的方式。这种方式不一定都是失败的，也有部分成功的案例，只是仰赖是否能吸引到靠谱务实的团队。

我们观察自己集团内部的科室共建行为，比如同样都是齿科，东阳分院的齿科做的是极其成功的，但是金华分院的就是失败的。同一种形式，两种结果。我认为这种差异的背后最根本的因素就在于请来的人有没有在实际意义上提高了医院能力，而非任何其他相关因素。

在能力建设上，我们内心中应该有把清晰明确的尺子。不论何种方式，多点执业也好，科室共建也罢，或是选拔晋升本院的骨干，又或者引入某种新技术新设备，都应该契合一点，即你是否愿意将自己或自己的亲人朋友交由他诊断治疗。如果没有取得自身的认可与信任，那又如何指望其他人选择与信任，又何谈能力的改善与提升。

医院的能力建设中，我一直坚信不走捷径便是捷径。老老实实改善自身梯队，改善自身人才吸引力，待遇留人、情感留人、未来留人。基于常识与科学，引入新理念、新技术、新设备，以实现可靠的、有效的诊断与治疗手段。抛弃一切看似美好的、容易的、不需要努力的模式，反之看似慢的能力建设，不耍小聪明的做法，实则最快。

满足诊疗之外的需求即是服务

核心模型中，最后一个板块是"服务"。我认为服务所体现的不单纯是一种良好友善的态度，更重要的是要尽可能满足患者在治疗之外的需求。

很多人把医院服务单纯理解为笑脸相迎，我认为这是肤浅的。医院服务涵盖的范围很广，对于构建良好的医院服务，我主要解读为"改善流程""促进沟通""建立意识"这三个方面。

首先，对于流程改善，政府的"最多跑一次"改革其实给了行业与社会很多有益的思考。它的本质便是基于新技术与新思维对现有流程进行简化与改善，从而大幅度提升在流程上的效率，改善体验。

流程改善在医院的应用，我们当前的实践涉及了系列案例。

一是在挂号与收费环节，我们现在采用了分布式挂号的模式。今天我们的每个诊疗中心都设有导医台，每个导医台都能注册登记挂号，结合自助机，避免了患者来回跑动的同时，对不会使用智能手机与自助机的老年人有更好的友善度。

二是在就诊环节，我们改善了搬运的标准。采用新的专业转运床，并对相关部门进行针对性的培训，确保做好针对骨折患者的无痛搬运。

三是在诊后环节，我们在门诊大厅设立了一站式综合服务中心，提供发票寄送与病案复印等服务。避免了患者在院内多个部门之间的辗转，在流程上实现患者只需要到对应科室门诊就诊，或者就是去做检查和治疗或住院，剩余的任何问题都可以在综合服务中心解决，不需要跑来跑去。

这些在流程方面的改善，对医院服务的一系列改良，通过减少患者在非医疗环节上所需投入的时间与成本，大幅度地简化程序，让患者的就诊变得更为简单，我认为即是一种服务。

其次，我认为促进沟通是医院服务这一维度上另一个重要内涵，并且或有着比改善当下患者体验更为深远的意义。我举一个我院随访体系建设的例子。

随访工作，我将其视为制度化系统性的医院患者沟通桥梁。通过随访，我们意在为患者提供有价值的康复指导与宣教，有异常时的监测与追踪，以及有必要的复查提醒。

早期我们也出现过因为随访体系的不完善，而导致患者出现较大机会成本的现象。例如我们曾有一位患者在体检过程中发现了不到一厘米的磨玻璃结节，虽然体检报告出来后院内有对患者做过宣教，告知不必立即治疗，但需要严密观察定期复查。

然而，由于我们未能通过较为完善的系统开展随访，没能在三到六个月后及时提醒，这个患者一直以来本体感受又无异常。所以直到两年后此患者才再次接受检查，而这个时候不到一厘米的磨玻璃结节已经发展为中晚期的肺癌。如果能够及时地随访这个患者，并督促他定期复查，结果是可以完全不一样的。这就是我说的更为深入地沟通可以有着比改善当下院内患者体验更为深远的意义。

对于个别熟人的随访往往可以通过个别的关注给予解决，但随访要覆盖到每一个患者则绝非易事，临床医生也绝无这样的精力。

我们当下采用客服-临床二级随访体系，由管床医生在随访系统中为每一位出院患者建立随访计划，再由客服根据当日随访计划电话对应患者。如果发现有异常的或者需要临床特别关注的患者，则会进行标注，然后由临床医生对标注的患者进行一对一的专业随访。

类似于随访以及科普宣教等改善沟通的机制建设，很多人并没有把此类工作归入到医院服务范畴，但实际上促进沟通我认为是医院服务维度上非常重要的一环。

最后，建立意识才是行之有效改善医院服务的根本驱动力。我们常常犯一个错误，就是总想用烦琐而严苛的规定要求一个不开心的人必须怎么微笑，而从不思考如何让人真正的开心起来。

医院服务在人的范畴上表现出来的道理是完全一样的。我们这里学习那里参考，然后制定一套标准化制度，告诉我们的窗口人员要怎么说敬语，微笑要露几颗牙，随访的时候话术应该是怎么样的，要记得给等候的患者倒水最好水温也能把控下。但是如果其本人内心根本不是这样想的，则即使严苛的要求，做起来外人看来也是别扭的。而且大体上估计也就是领导在的时候如此这般表演一下，我们是没有办法对所有的细节进行要求和规定并且做到监督与执行的。

吴孟超院士在冬天为患者检查时会将听诊器捂热、搓暖双手再行查体，我们便也去学个将听诊器捂热，并就此当成了是一种好的服务意识，这种看法是狭隘的。我们所真正应该学习的不在于形式，而是吴老那颗真诚而炙热的内心。

所以全体职工能否建立起服务意识，是所有为患者展现出良好细节背后的根本。建立起这样的意识，让大部分人都保有这样真诚的内心，那么具体的形式与细节可以是千变万化的。

而一个真诚的人即使有些环节表现得笨拙了些，其实也是可以取得他人真心的谅解的。要真正做到这一点，让队伍建立起这样的意识，我认为管理层需要做的就是自己首先要学会真正的关心爱护他人，而非仅仅是丢一套冰冷的制度教人如何微笑，更不是凶巴巴地教训那些笑得不够标准的同事。

综上，对于核心模型我是假设了一个业务预测公式的。即在一家医院常规运营下，在环境、能力、服务三个维度中，其中任何一个维度有了质的突破，只要另外两个维度水准能够保持，则口碑与业务便将有根本性的提升。

取决于不同发展阶段，早期机构应能取得在原业务50%及以上的增幅，成熟机构应能取得原业务基础上20%以上增幅。这个公式在我们集团旗下几家医院的运营上得到了实践的验证。

机构如果能够保持对这三块核心的专注，进行长时间跨度的持续性改善，使得三个维度都能得到质的提升，那么这家机构将构建起自身竞争力的宽大的护城河。因为任何其他的机构想要跟上，一样需要走过同样艰难的过程，付出同样多的心血。

当然这一切要取决于这是一家诚信的医疗机构，有一定业务基础，并且能够做好医疗安全兜底的前提之上。

第三章

真正的董事会治理结构

THE BRAND NEW BOARD

第三章　真正的董事会治理结构

面对一家发展良好的医院或任何其他机构，多数人只会发出赞叹或惊讶，只有少数人能理解并看到，良好的治理结构在无人可见的背后发挥了决定性的作用。

长久以来，我们或是期待"强人"政治，寄希望于某个能人绝对权威领导下开拓新未来，或是热衷于"群体决策"，一个决策需取得多数人同意，以广泛讨论的方式以期减少错误决策带来的问责风险。其实实践中形式本无对错，只有对照当前阶段看此种形式是否适合自己。

没有担当，缺乏远见，又不专业的多人决策对发展而言必定会是彻头彻尾的灾难。但是，完全由一个人负责所有决策，也容易因个人局限陷入认知盲区，造成战略的动荡。

良好的治理结构从本质上看，多人或单人模式并不是关键，关键是如何能够基于共同的价值观、使命与愿景，构建起一个更为有效更有能力的战略决策核心。

我们医院虽然很早就存在董事会的壳子，但是长期以来实际工作并没有真正通过董事会来展开。过往的大量核心战略，以及一些管理上的细微调整，并没有做决策层与执行层的区分，基本都是在院长一元式权威下完成所有决定与施行。

这种治理系统对我们医院的发展来说，早期是高效的。在爷爷的时代，有些目光长远但要牺牲短期利益的决策，他不需要受制于周围的人即可以快速而坚定地推行。但是在达到一定体量后，这种模式最大的问题，是对于像我父亲这样性格温和的人，容易受到周围亲友非专业意见的干扰，造成战略的摇摆。而对于我自己这类在管理上属于强势性格的人，又容易形成过于武断的决定，因个人认知盲区而落入决策的陷阱。

战略摇摆的危害

我们曾经很长一段时间在战略层面是非常分散且摇摆不定的。我的印象早在2010年左右东阳分院的发展已经稳定，缙云总院的体量也在一定程度定型，父亲的精力似乎开始变得富余。于是乎整体的战略与管理层的注意力开始随着父亲的个人兴趣与周围各色人的建议中开始剧烈的摆动起来。

先是痴迷脊柱保健，期望用专业骨科理念开办理疗馆，在院外开展早期退变治疗。2012年前后又非常想做康养项目，以杭州温德姆酒店的原型做了投资额度3亿左右的温泉酒店项目书推销了一段时间。期间，战略重心亦有回到医院核心，决心要开展新大楼扩建工程，但进展并不顺畅，加之身边又有人游说，说"不要扩建，现在小体量成本最低利润最好"，故而又偃旗息鼓。再后来又开始钟情民宿、文旅与医美，如此不断切换往复。

这里我想表达的并不是说这些决策都是荒谬的或是错误的。有些策略在当下角度看来不一定是完全没道理的，或者如果真的用对人，专注下去可能也能取得一些成果。而且实际上对这些始于个人兴趣的决策，父亲在尺度上的把握还是非常好的。都是用试验的方法，都做好了失败的准备，没有用杠杆资金去押注式的投入，成了有所成，败了无负担。

但问题在于，这些决策的严肃程度与决策成本都太低了。有些是在饭桌上，有些是在行业会议上，有些是在微信群与抖音上，一些观点聊了聊觉得有道理，就直接成了一段时间的发展战略。

核心治理只系于一人，凭一时一人的兴趣而缺乏专业严肃的研讨与分析，或是对战略决策的讨论与分析是在很多缺乏眼界与战略思维的人群中间开展的。这些会使得决策在落地的时候没有客观且克制的预期，从而经常性地导致脱离原有基本预判。而一旦显著脱离基本预期，执行层往往就容易变得无所适从。不多时激情褪去兴趣消散，这个决策就会最终停摆，然后等待新的点子与兴趣出现，再重复一遍类似的过程。

我把这种往复定义为"战略摇摆"。它最大的危害不在于策略失败所消耗的人力与资金，其实在这个过程中人力与资金的损失相对来说是无伤大雅的。摇摆不定所导致的战略模糊，团队只有短期兴趣而缺乏长期信心，无意义地消耗大量组织时间与发展机遇，最终实控人公信力的下降才是最为严重的损失。

简而言之就是一个领导核心如果摇摆不定，往复多了，最后大家会变得不再相信这个领导核心所描绘的未来。而如果不相信未来，则一定是无法构建未来的，因而也就会变得没有未来。

要摆脱"战略摇摆"，让战略决策变得更为坚定有力，就需要提升治理核心决策能力，并且要增加必要的决策成本。即战略决策应该由更为专业且具备远见的核心成员，用更为严谨严肃的过程所出具。

稳定下来的战略

大概在2014年，我开始认识到在当前发展阶段与体量下，建立起一个真正的董事会治理结构，已经是必要且迫切的工作。

当然，我们集团真正的董事会治理的起点，还要从鼎晖的入局开始说起。2016年，因为机缘我们接受了鼎晖资本的一期战略投资。顺理成章的，我们不但因此在法务层面搭建了真正的集团化架构，还增选了鼎晖资本高级合伙人郭其志先生成为大中医疗集团董事会成员之一。

虽然因为经营性质的问题，在处置上始终未达预期，促使鼎晖最终选择退出。但郭其志先生作为集团董事会成员期间，以其专业且务实的作风，谦逊而尊重的举止，帮助我们从一个家族式的、往往决策陷于亲情情面的、一个形式上的董事会，蜕变为一个理性严谨真正意义上的董事会。也正因为如此，我们的发展战略终于开始变得稳定持续且有力。

我认为鼎晖与郭其志先生作为董事会成员期间，带给我们在高层决策与治理上最大的改变与收获主要体现在三个方面。

第一是明确了董事会职责与管辖范畴。并不是什么决策都需要在董事会上讨论，战略决策与具体经营是可以明确分层的。

这其实是个简单的道理，但过去我们家族式的董事会会议，一来对于什么时候开会比较随意，二来很多事情平常有讨论，真开会时也是不够严肃。这样的背景下，会议很容易跑题，并不能就某些具体问题进行严肃的决策。再者，我们往往没有明确的议题，因为对会议议题范畴未做明确的事先约定。

而这几个要点是在与鼎晖的投资协议中就进行了框定的。所以，在此基础上我们开始慢慢适应了每季度定期的董事会会议，并且依据协议条款要求，对董事会治理的管辖范畴做了明确的约定。对涉及核心股东权益、核心主营业务、主要经营策略以及战略性方向决策等范围的议题，开展了辩证理性的探讨，并以具备约束效力的形式行使投票权。我认为，此基础上搭建并逐步完善的战略决策机制，是我们在现有的体量基础上，向真正的现代化治理，迈出的标志性一步。

第二是我们以新董事会基础，共同做出了在未来长时间的发展上应全面专注核心主营业务的决定。如果没有鼎晖与郭其志先生的协助，我不认为我们能做得如此有力与彻底。

在新的董事会治理架构中，鼎晖在董事会的席位虽然只有10%的投票权，但是鼎晖董事对于在非主营业务范围的决议有一票否决权，而鼎晖是明确希望我们专注主营业务发展的。

故而在2016年以后集团与医院的发展，核心管理层的精力没有分散到任何主营业务之外的领域。我们坚定地完成了金华医院的建设，完成了总院新大楼工程，迁建了江西分院等等重大决策及部署。

还有，以往在部分关键性的决议上我们原有董事意见有时会存在分歧与争议。这种分歧与争议，常常得不到及时而有效的论证，要么悬而不决，要么在执行层会被完全忽视。

随着董事会治理能力的改善与提升，随之而来的，是执行层就战略性决策只执行董事会决议，而非个人。在战略决策层面，执行层不再容易被个人一时兴起所干扰。基于严肃决策，执行层可以根据稳定的战略去构建更为长期的计划，从而能够长期专注在核心主营业务，实现更为有效的发展。

第三是基于事实与逻辑来进行决策，确保决策的有效。虽然，我个人认为任何时候的决策都应该基于事实与逻辑，但董事会都是自家人的问题使很多时候论点的分歧与冲突要顾及辈分与面子。

而不同于一般性的决策，即使错了或反悔也不至于有过大的负面影响。战略性的决策，如果出现大的偏差或空缺，影响则是根本性的。坏的战略不过三五年时间便可能使得组织从领先变为二流，从二流再到难以为继，甚至身处其中后知后觉，到最终也不明白为什么会以至于此。反之，优秀的战略与执行也可让一个组织三五年时间便脱胎换骨。而鼎晖作为"外人"的身份加入集团董事会，反倒成全了我们这样一个方便：想促使决议的通过，最为快捷且简单的做法，就是清晰地阐述自己的逻辑与展示事实的依据。

例如，我们对于总院新大楼扩建工程以及规模的决策就有着较为长期的争议。我与大叔对是否扩建持有坚定的态度，认为一定要及早扩建新大楼，提升整体品质。不能为了保持较低的边际成本，牺牲长期发展质量。而父亲与小叔对此态度较为模糊，认为大环境不够明朗不必急于扩建。但是对于扩建的规模，父亲与大叔的观点又是一致的，认为应该要大体量的扩建，至少应建12层的新大楼。而我与小叔则认为，这样的体量过于庞大，我们的地理位置能否支持这样体量表示怀疑。

我尤其是对于父亲认为新大楼必须要建12层，是因为东阳分院已经建了11层住院大楼，所以总院如果扩建必须高一层的这个逻辑始终不能认同。这个逻辑之于我，就像中医说，穿山甲入药能通乳，是因为穿山甲会打洞那样迷惑与费解。

这个决议在这样两两平衡的阶段中拖延了蛮久，最终是郭其志先生入局后才迅速得到了明确。一是支持坚定且迅速地扩建，二是考虑到成长性明确支持12层大楼的方案。

这个决议后来回顾起来似乎可以归因为两两平衡下，鼎晖10%的投票权起了决定作用。但是，我认为其实最终让董事会迅速取得共识的，是郭其志先生作为台湾明基医院独立董事与苏州明基医院董事等若干经历，以其清晰而专业的论述有效化解了先前论点上的分歧。使得我们相信当前外部体量依然可支撑这样的高速发展，只要发展质量做得足够好。这在郭总所在的明基医院经历过的发展路径是可借鉴的经验，而后来我们自身的发展也确实验证了这一点。

再如我们对江西分院的发展决策。江西分院成立于2007年，虽然成立也已经有十几年的时间，但是发展一直较为缓慢，是一家小体量的分院。十多年间虽有过几次发展机遇，先是有合适的物业可以购买，再后来是有希望购得土地进行迁建，但是规划方案土地是70亩还是20亩，也如总院的扩建决策，犹犹豫豫一直没有实质性的决策与动作。

待当地的人民医院与另一家民营医院都完成了新院区的建设并迁入使用后，德兴分院还是处在不到两千方体量一个相对破败的房子里，虽然在当地口碑不错，但竞争力一下子显得弱了起来。后来我们较为努力地推动征地迁建，但是其进度不由我们所能影响与控制。

因征地建设的重资产模式表现出来进度上的迟钝，而鼎晖又一直更为倾向轻资产快速扩张发展的策略。在2018年的董事会上，经决议我们转换策略，快速租赁下当地一家经营不善的酒店。只用半年时间就用非常可控的成本，完成了装修改造，并实现了快速迁入与启用。

这一果断的决策，为江西分院的发展抓住了最后的机遇。因为时至今日，那块规划中的土地才刚刚完成征地。可以预见的，如果我们坚持原方案，可能至少还需要三至五年的时间，新的江西分院才有可能完成建设投入使用，即2025年左右，并且跨省的重资产建设项目将牵制集团大量的精力与资金。如果真这样，看着一路下滑的人气与竞争力，江西分院估计大概率将陷入进退不得的泥潭与陷阱，同时将一定程度挤压我们后来的总院老院区改造工程与丽水医院的筹建进度。

这是两个极大影响了我们集团近年发展业态的战略决策，能够及时出具且被良好的执行，应该说我们是十分幸运的。

在新的真正的董事会治理中，随着治理能力与水平的提升，基于事实与逻辑的战略决策让我们展开了全新的发展阶段。在这一点上，我对鼎晖与郭其志先生一直怀有真切的感激之情。

应该说，即便后来鼎晖退出，郭其志先生卸任我们董事

会成员后，已经成型的专业董事会治理结构与规则，长时间
的专注主营业务的发展策略，以及基于事实与逻辑的理性决
策模式，都对我们后续的发展持续地起到了良好的依托与积
极的支撑作用。

专业董事会治理的机制优势

基于对战略的充分讨论，严肃地拟定战略，新的董事会治理机制为我们的新发展阶段展现了长期的可持续发展优势。

我想我们在未来只要条件合适，具备缘分，依然会选择邀请增补像郭其志先生这样的董事或独立董事，来充实我们的董事会，以此在核心决策层引入更多元的视角、思维与视野，提升我们的治理能力与战略水平，避免个人认知盲区。

关于真正的董事会治理机制上的优势，我认为我们丽水分院的定位决策过程就是一个非常好的、专业董事会治理对于规避个人认知盲区的案例。

对我们集团处在丽水南城开发区筹建中的新医院，我个人一开始的观点是认为还是办一家综合性的医院或许更为合适。主要理由是我认为在市场定位上通常来说一个组织或一家公司如想要取得运营或商业上的成功，都要契合一点，即市场、社会的需要与我们所拥有可提供的产品或服务恰好是相匹配的。如果不存在市场需求，那我们把自己手里的东西做得再好也卖不出去。

于我们自己而言毫无疑问，我们拥有的擅长的是骨科，甚至可以说只擅长骨科。然而对于周边市场与人口需求来说，周围整体人口聚集度依然较低，而且因为是产业聚集区，人口结构偏向年轻化，骨病不多。并且丽水当地已经存在多家中医传统骨伤定位的民营医院以及两家强大的三级甲等公立医院，而且骨科也是强势学科。所以考虑较为狭窄的当地对应疾病图谱以及周边激烈的竞争，我一开始的观点是除了骨科之外，丽水分院要能再衍生出两三个核心科室才有可能比较好的生存。

结合我自己近年二胎的感受，开始我认为丽水当前缺乏高端些的产科服务。所以最早我提出来是否将丽水医院定位为综合医院，在骨科之外将妇儿与产科也作为核心科室。这个思路与大致方案计划，我与多人做了沟通，有些原来并不认可这个定位的人听完后最终在逻辑上也表示了认同。如果不需要董事会决议，由我主要负责的筹建工作很有可能这个定位就会成为主要决策，从而在设计开始就会有大量改动以契合专业的产科需求以及衍生出来的大量相关配套科室，而我实际上并没有经过严谨的市场调研。

在第一次董事会上，我的这个定位与提案并没有被直接否决，但是父亲表现出了一定程度的担忧，并分享了当年东阳分院开设产科的失败经验以及大量资源被浪费闲置的教训。大叔持保留态度，只有小叔表示支持。为使得提案与观点更具说服力，我在会后拟定了更为细致的方案，并开始更为广泛的调研与征询意见，包括多家公立医院的院长。得到的回答不一而同，有些意见认为产科可以尝试，有些意见则明确认为产科风险过高不宜设置，重要的是大家都给予了高度建设性的意见，不单纯是观点，更有观点背后的逻辑以及当地业态的分析。

所以，在第二次董事会上，我对是否开设高端产科的观点已经有所改变。要说明的是这种改变并不是情绪化的，而是基于一个季度间的调研并且遵循对应逻辑。这次会议上大叔提出还是应该明确专注骨科定位的观点，要坚定地发挥自身优势。父亲则对开展骨科之外的学科期望采用多点执业的方式，用标准化的诊室来预约开展。可以看到的是在几轮针对性的会议中，大家的观点与逻辑都得到了充分的碰撞，对彼此的认知都有促进与推动。

最终在第三次董事会上，对于丽水分院的定位我们进行了正式的定调，专注骨科，吸纳优质力量，在门诊二楼设计并开设综合中心，但是不设产科。

我们当然还不能下结论说这个决策就一定是正确的。但可以看到的，也是我想说明的，是真正的董事会治理让我们今天每个人的决策观点都更具理性，并且更容易达成共识，继而对后续的执行奠定了良好的基础。

综上，具备真正的董事会治理结构，拥有专业长远的视野并了解自身组织的董事成员，基于理性与逻辑的战略决策，是良好发展背后的决定性基石之一，也是可持续发展最重要的治理基础。

很多时候失败的战略，比战略的失败更为消磨人心。执行上的问题我们可以循环改进，屡败屡战，但是因为缺乏良好治理结构，缺乏理性治理核心，而导致的根本性的失败战略，则难以弥补，且最容易丧失发展良机。

另外，现代化治理机制的建立，对不同代际治理核心的顺畅转移，对良好的传承亦有显著意义。因为成长经历、教育背景的差异，代际冲突必然存在。部分人认为接班问题不过是上一代将位置与权力交给下一代那么轻易简单且有一条明确的分界线。实践中传承与交接班绝没有如此简单，如果缺乏缓冲地带，代际差异容易演变为决策矛盾与内部对立。

于我们自身而言，这种冲突在早期不可避免的也是存在的，甚至当下就某些具体业务的管理方式这种冲突与观点的对立依然一定程度存在。但是在最为重要、影响最为深远的战略问题，真正的董事会治理及其配套规则，为我们提供了适宜的方式增进彼此沟通与了解，吸纳对方有益观点，让治理核心的代际过渡对组织而言变得更为顺畅稳健。

第四章

例会制度的建立

WHY
SET
ROUTINE
MEETING

第四章　例会制度的建立

会议的本质是什么？为什么要开会？是要能解决具体问题，还是增进团队沟通？一天到晚开会绝不是好事，但不开会也未必是好事。很多事情不是非此即彼的，适合自己的，当下需要的，才是有效的。

很多人厌恶会议，觉得大量时间浪费在形式化的、无意义的废话当中，认为不能解决问题的会议是毫无价值的，最好不要开会，如果要开会则一定要解决问题。也有人非常热衷会议，把各式各样的会议当作是表现的舞台，不但可发表观点博得关注，也是沟通与交际的一种渠道。

不论是周会、月会或年会，抑或其他的形式，我认为评价它是否真正有效，要看这一套机制是否能有效分解目标并且有力的执行它。

对于已经拥有价值观、使命与愿景的组织，对于已经确立核心发展模型，拥有成型战略决策的机构，我们需要一套执行机制将虚拟的谋划与理想在现实中进行落地，并且能够进行有效的追踪才能使之逐渐成型。我们确实可以通过私下的沟通，来下达指令，但我认为依照我们目前的体量，建立并完善例会制度是一个更为适宜的选择。

在我刚入职的时候，我们医院几乎是没有会议的，唯一的固定会议是每个月六号的中层会。中层会也没有特定的议题，除了通报当月业务数据，剩下的父亲说就是给大家灌输理念，洗洗脑了，但通常也是天南地北地扯一些概念。会议上其他人几乎不发言，但这并不是因为父亲过于严肃使得大家不敢说话，恰恰相反父亲是个非常温和的人。曾经有主任因为某些原因在会上拍了桌子父亲也没有多说什么，只是把场面兜了下来。只不过是这种场合，可能恰如那个时候的我自己，多数时候大家也只是不知道该说些什么罢了。

先前，大部分人以及科室的诉求并不会在会议上提出，大部分院部的决策也不在会议上下达。大家更习惯在院长办公室或是饭桌酒局上，用一种更为私密的沟通方式，把学科发展，自己的工资绩效，人员任免，设备引入等等最核心的问题谈妥。而院长则把一些自己想做的事情与想法通过同样的方式传达到。

应该说，早年在行政方式上父亲更偏向采用私下的沟通，而非建立系统的例会制度。父亲用自己的这种方式，对于骨干的情感与待遇有着良好的维护和平衡。这种形式顺畅地在我们医院运行了多年，父亲富有人情味的处事风格也收获了骨干成员良好的口碑。

但是渐渐地我发现，父亲善用的这种管理风格，我并不擅长。一来我并不习惯将人情作为工作的主要考量因素，用过多的感性因素推动决策进程。二来饭桌酒局偶尔增进情谊挺好，但要在吃饭喝酒这种松弛的环境下，把类似决策目标这种严肃的工作内容见缝插针说清楚，对我来说绕得实在太远，过于耗费心力。况且经常性的酒局实在有损身体健康。第三，过度地依靠私下沟通对于相对大体量的机构，效率上存在明显的局限。随着人员的增多，除了小范围团体外，几乎已经不太可能用这种私下的沟通方式与绝大多数的科室保持一定频次的沟通。

我认为，台面下的沟通与交流某种程度上的确是不可或缺的，其对一些内部冲突的平衡，以及一些点对点的深度沟通，十分有效。但缺点是对于正常的院部决策如没能摆上台面，会让团队对很多决策的具体意图缺乏更广泛的了解，会使得内部存在一定的信息壁垒。

这种信息壁垒有时会产生更为严重的一种危害，便是决策容易被曲解与扭曲。特别是院长私下过于信任的人，如果品行与能力存在一定缺陷，这样偏差将被成倍放大到医院核心治理中，以至于使人无法分辨究竟是谁在控制某块具体业务，从而在某种程度上削弱实控人实际控制力。

所以，我认为建立起符合自身组织特点的例会制度，开展有效会议，是保持主要科室定期沟通，改善机构执行力的一种必要手段。

何为有效会议

印象中早在2013年我便尝试过组织更有效会议的做法。但当时对"有效会议"的理解主要定位还是在要"解决问题"上。

这是一次较为无奈的尝试。头几次开周会大家也新鲜，故而也确实把一些认为需要解决的问题提了出来。但是这些问题中很多是系统性的，是长期得不到解决的，是一时难以切入的。而我当时掌握的权力以及管理经验都还是较为缺乏的状态，故会议的决议有时也只能无奈地将这些问题先搁置。可一旦问题被搁置，提问题的人便很快会感觉反正提了也是没用的，于是便也不再提了，最终催生出来的周例会制度又回归了沉寂。

后来，又经过几年的工作实践，我内心中才慢慢开始理解，"有效会议"其实并不意味着一定要解决某些具体问题。对于大体量组织而言，例会制度是一种确保与各个科室定期互动，定频沟通的必要手段与形式。同时台面上明确的决策指令可以有效减少不同部门间的信息壁垒，避免少数人因为理解上的差异或者出自私心而曲解决策，从而实现更为高效透明的执行机制。

于是在磕磕碰碰中，也仍然带着很多人的不解与质疑，在2016年以定期沟通为主要目标，我们再次将医院的周例会开展了起来。

我们依然会在会上遇到如"这个会能解决问题吗？如果不能，为什么要开这个会"此类质疑，而我的回答已经变得非常明确，"我需要把我想做什么告诉大家，大家也应该告诉我你们做了什么。"至于很多当前难以解决的具体问题，最终应该交由发展来解决。

关于有效会议概念的解读，我认为会议不过是一种手段与形式，有效则是要能实质性地推动工作进展。

例会制度要发挥真正的作用，推动工作落地，最为关键的是会议的主持者要能知道并给出明确的阶段性目标。这个目标不应该是大而空的，不应该是脱离团队实际能力与组织当下所处阶段的，而应该是与例会设置周期，以及团队能力相契合的。

也就是说不能将董事会上以季度与年度为单位的战略决策直接转述照搬到院周例会上，那样大家一定会迷茫。而是需要管理层将季度年度的目标消化分解到执行层可以落实的短期小目标，才有可能将工作有效地推进。否则即使有大量的会议，也难以有效实现。

举个例子，董事会上订立的战略决策通常是如"决议丽水医院2022年开业启用"或"决议显著提升缙云总院临床质量管理水平"这样宽泛的大目标。如果将这两条战略目标复读机式的转述给周例会上的执行层，大家对于从何下手一定是茫然的。

指望中层能自发的协同，自动地完成这类大目标，期望是一定会落空的。所以，我们需要医院核心管理层将大目标分解，嚼烂了喂给中层才会有好的执行效果。

譬如，对于丽水医院的筹建目标在周例会上必须分解到"这周请工程部确认需求，由企划部发布空调与弱电两个部分隐蔽工程的招标公示"。对提升临床质量管理水平的目标，则需要分解到"请医务科组织学习不良事件分级，设立不良事件上报模版"这样详细的符合当前实际阶段的明确任务。然后等待这周的工作落实后，在下周例会上再将任务目标稍稍往后布置一些。

所以，有效的会议，不需要打鸡血，不需要成功学，会议上一天到晚鼓动大家情绪的，往往只是一些不知道具体应该干什么的人。管理层知道明确的目标，了解团队的能力，熟悉组织的现状，根据实际能够分解出具体的适宜的可达成的任务并落实下去，例会制度便是上乘的工具。如果没有目标或总是出具不切实际的任务，过多的会议便会成为消磨组织与团队意志的毒药。

故而我认为有效会议的实现，核心关键也就是这两个要点。一个是能分解出合理任务的管理层，另一个是频率适中贴合实际的例会制度工具与理解良好的执行层。

会议对干部的鉴别

经过数年的探索与调整，今天大家对例会已经习惯，对是否要进行常态化会议的质疑也早已烟消云散。假如真将例会取消了，对于任务计划的安排与推行大家或许还会感觉不知如何是好。甚至父亲似乎也开始觉得，对于明确的想要推行的决策，在台面上提出来比私下执行起来更为有力。所以他在临床管理上，每周五也设置了固定的临床例会。

至于为何会有这样效果上的差别，我认为是因为在台面上提出并分配的具体任务与指令，除了容易获得团队更为广泛的认知与理解外，也是一种公众性的监督。除非确实是因为分配任务与指令的不合理，否则缓慢的进度或流产的计划容易被同事解读为主要部门负责人能力的缺失。

周期性的例会，根据每个关键部门与会人员的反馈，对于确保中层干部责任心与能力在线也有重要的意义。因为混日子的做法，即使在某次例会上东拼西凑的挤了一些东西发言，但是时间一长是会没有内容可讲的，或者讲的内容全然一致，则代表对业务理解的不深入，或是缺乏责任心与实践，或是不具备持续性改进的能力。

长期的持续性的透明例会机制，还能将三种威胁战略有效施行的管理干部有效识别标注出来。一是，不具备目标解构能力复读机式的管理层与复印机式的执行层，我们可以称为"copy person"。二是，不论什么观点都附和赞同的"yes person"。三是，不论什么观点都要反对，不反对表现不出自己水平的"not person"。

这三种人有一个共同的特征，就是思维与观点长期普遍的缺乏建设性，即使在某一方面拥有特长，但是从根本上并不适宜作为管理干部。一个组织如果长期大量存在这几类人，不论是多么前瞻优秀的战略判断，都将进展困难。而透明公开的例会机制，对能付出心力，懂得持续改进的人身上，会上听其言，会下观其行，我们能直观及时地看到工作成果和进展。而对不符合组织发展的干部，时间一长大家也会有清晰的认知共识与评价。

现阶段会议制度

基于决策的透明与执行的有效性，我院目前实行的例会制度除了每周例会与每月中层会外，还分化出了每月临床质量会议、季度临床工作会议与季度经营分析会议以及各委员会的季度会议和半年度的述职报告会议，每个会议类别都有其明确的定位与任务。要保障各业务线都能获得持续性的关注与改善，同时又不能使得中层将时间耗费在过高频次的会议上，会议制度设计是需要平衡又富有挑战的工作。

我们当前每周的工作例会主要由各行政部门负责人参与，对每周的工作内容做陈述，反馈在执行上存在的问题。在每周例会上，院部会下达一些短期可以完成的任务，并且保持追踪。

每月的临床质量工作会议由医院各科室主任或代表出席，审议上月的临床质量监测数据，对当期不良事件作出归纳与简要点评。

季度临床工作会议则会将每月的临床质量问题与不良事

件汇总，对典型案例的RCA（root cause analysis）原因分析，报告以书面与演讲的形式向与会人员反馈。其中每年第三季度的临床工作会议会以临床学术年会的形式，在全集团临床骨干间组织课题分享最新的学科进展以及学术实践。

每季度财报出具后一周内召开的集团经营分析会议则要求各医院院长与主要管理干部出席，对各单位运营状态进行分析与点评。从财务数据反观业务结构、成本控制与精益管理水平，以及如何提升各医院环境、能力与服务的工作思路与实践总结。以核心发展模型为参考，看大家是否处在正确的轨道上。

半年度的述职报告会议，主要对科室负责人中长期工作的总结进行评价。每个部门的负责人需要在半年度述职会议上陈述自己工作目标的完成情况，阐述自己对工作方向上的理解，以及自己的主要工作理念。这个述职报告会议的设计虽然与有些外企相似，但其实我并未参照其他任何机构。主要是因为总有人向我抱怨说那些嘴巴好脸皮厚、和院长说得多的人总是奖金高，索性我就设计了这样一个平台，给所有人同样的机会，到台上去讲，做得如何说得怎样大家有目共睹，再以此给予评价。这样倒公平了很多，这种抱怨也就少了，最关键的是导向变好了。

综上，从每季度固定的董事会、经营分析会、临床工作会议，到每月中层干部会议与临床质量会议，再到周例会，这些不同类别不同层次的会议，将涉及中长期的战略决策，到短期的目标计划，再到具体的任务指令进行清晰的划分并且逐层递进。最终在一个上规模的组织体中，将勾画的远景蓝图变成肉眼可见的现实。就像一台巨大机器，我们直接用人力去推，推不动也推不快，但是通过设计精巧的传动系统，它可以高效地运转。

可以说设计合理的例会制度，今天已经成为我们落实发展策略、实现良好管控的可靠管理工具，是组织运转的坚强骨架，也是前面几章谈到的价值观、使命、愿景，以及核心发展模型与董事会战略落地的重要保障基础。

第五章

持之以恒的门诊改革

REFORM
OF OUT
PATIENT
DEPT

第五章 持之以恒的门诊改革

想来近年众多由我主导的工作里，成果最受瞩目也最受周围人认可的改革工作，可能还是要属门诊改革。

不像治理结构或者例会制度与审批制度改革之类背后框架性的变革工作，缓慢且不容易被多数人察觉。分为若干阶段的门诊改革工作，则是院里院外都能够直接看到并感受的。门诊改革的初衷与目的，其实就是要让更多的人尽可能直观地感受到一系列向好的变化。毕竟从就诊人次的数量级上来看，一家医院的主要初印象必定是由其门诊所决定的。

当然一家医院的能力不单由门诊构成，对于一些专科性强的医院，住院系统的水平更能代表医院的整体学科能力。

但是门诊作为一家医院的入口，是绝大多数的普通患者首先会接触到的。门诊感受的好坏对患者的信任而言会带有一定惯性，很难想象在门诊被糟糕对待的患者能够区别的观察并继续去信赖一家医院的住院系统与手术能力。

然而对临床骨干而言，我们发现很多人在这方面的认知与患者的视角是不一致的。至少从我们医院的临床看来，大部分人早先的认知是认为一位临床医生的能力主要体现在手术水平上，所以很多主任非常在意对高难度病种与手术技术的改进与把控，而对门诊是较为忽视的状态。以至于先前很长一段时间我们医院很多主任是不怎么出门诊的，不少熟悉了门道的"熟人"患者都是直接到病区找主任诊治，而非通过预约去挂某个门诊专家号。

我们早期的门诊与住院曾经是两个相互独立的系统，门诊有自己的主任，门诊医生并不到病区也不管病床，只负责门诊患者的诊断和治疗，对需要住院的患者则按照分科原则收治到各个对应的病区。

这个模式今天依然存在于部分医院，但是在学科飞速发展的今天，其最大的问题是这样的模式下门诊极其容易与病区脱节。这会使得门诊医生对病区最新的学科进展与新开展的技术与治疗理念缺乏了解，从而可能会导致门诊与患者沟通的治疗方案在与患者入院后病区出具的治疗方案上经常性地存在不一致。

这种在同一家医院内治疗方案上的冲突与不一致极易引起患者的心理质疑，患者会认为自身获得的治疗方案权威性是缺失的，是不可靠的，因为在多数人的生活经验中权威的意见通常应该是具备共识的。虽然业内自己是能理解，很多时候临床上不同方案本身并不存在对错，主要在于医生之间理念的差异以及沟通与交流的不充分，但患者是无从得知的。

对于这种现象，其实父亲早年就已经开展过针对性的改革。脊柱微创病区成立之初，父亲便打破常态，开始支持病区自己设门诊。

当时王少俊主任早上出门诊下午手术，门诊患者自己收治自己手术。如此，脊柱微创病区作为年轻的科室，以当时前沿的理念，可靠的技术，门诊住院间顺畅的流程，以及贯穿始终的一致性治疗标准，使得科室获得了快速发展，是当时全院发展成长最快的一个科室。这与其他一定程度陷入瓶颈期的科室展现出了明显的差别。

后来关节外科也开始认识到了病区门诊与住院系统一体化管理的优势，率先开展改革实验，开设自己的关节外科门诊，同样取得了良好的效果。

有了这样两个成功案例的验证，每个病区开设自己门诊的模式开始被推向所有的科室。但是因为各个病区主任理念与认知存有的差异，并不是每个人都能做到早上自己出门诊下午自己上手术，部分骨干内心里依然把对主要病种的手术技术作为核心业务能力进行严格把控，对门诊则显得并没有那么上心。

于是出现了一个现象，在同一个模式下，很多病区虽然开设了自己的门诊，但不像脊柱微创由主任自己出门诊，也不似关节外科由组长副主任每人门诊轮流一个月，反而是经常性地由低年资医师出诊。

低年资本身并不是个问题，所有的大专家、业务骨干都是从低年资阶段成长出来的。每家医院都有许多低年资医师，他们是梯队的土壤是梯队建设的基础，未来优秀的临床力量将会也必定会在他们中间诞生。低年资医生在病区负责管床，作为一助二助参与手术，会得到高年资骨干良好的带教，不会有什么问题。但是问题在于作为门诊力量独立出诊，缺乏经验的低年资医师会显著的增加一家医院的漏诊与误诊概率，这对一家医院口碑与信任的打击是灾难性的。

当然，对于这个浅显的道理各位主任也是一说就能懂。但是不同科室梯队力量的差异，确实不是所有的科室能够做到在所有时段都安排高年资医生出门诊。

例如急诊居多的手外科，有的时候在同一个时间段出现多个急诊手术，那么要么由低年资医师出诊顶班，要么只能将手外门诊关了。这是一个两难的选择，也是实现良好门诊能力与体验的最大障碍，特别是对于那些临床梯队力量不够强大的科室。

所以虽然道理是简单的，但最终总是会有各种各样的理由，有些也确实是客观的意见。门诊要期望与病区有效联动，并且都是高水平的中高年资医师出诊，在现实中就是这样难以实现且障碍重重。

门诊一阶段改革

（改良门诊环境，明确最低出诊标准）

基于这样的背景与思考，虽然我并不是临床专业出身，但我认为对门诊的问题认知已经足够深入与明确，逻辑足够简单，也意味着策略的清晰与可靠。

经过一段时间的酝酿，在2017年10月我下定决心签发了一份红头文件《关于持续提升门诊综合能力与形象的管理办法》，拉开了门诊改革的序幕。这份文件的核心并不是一味去追求门诊管理的高标准，而是明确了我们这样一家医院自我要求上的最低标准应该是什么样的。文件下发后，我们即开始改良门诊环境，并明确要求没有到组长一级的低年资医生不得单独出诊。

当然，就如同任何时候的改革工作一样，既然是改革就会打破原有一些大家所习惯与熟悉的东西，就意味着要走出舒适区，其绝不是将一份文件草拟出来，下发抄送，就会自己实现那么简单。

虽然，2017年的时候我还没有总结提出"环境、能力、服务"核心发展模型的概念，但是实践中我已经感受到，环境的改良是最容易切入并见效的。

文件下发的初期，鼓励高年资专家特别是大科主任出诊依然因为各种因素显得进展困难。但是在环境改良上面我们推动顺利，并且因为执着的改进工作，大家开始看到并相信院方在门诊改革方面抱有的坚定决心。这对后面改革工作实质性的进展起到了决定性的作用。

我们把所有花了的墙壁全部重新粉刷，将门诊所有的老旧电脑全部淘汰，换成新的主机与宽屏显示器。我们将原来门诊新旧不一风格不一的诊疗桌全部定制换成统一风格的新桌子，将所有杂乱的线缆清理整齐。但即便是这样明确且看似轻易的改良工作起初也遭遇了许多质疑与阻力。

有人认为原来的桌子挺好没必要换；有人认为老的电脑也能用，换新的是浪费钱，或者主机换了屏幕完全没必要换；还有人认为墙面刷了还会花，去刷它那诊室还要停用几天不能理解。我心中虽感无奈，但只能打趣式地说"你们就譬如院长生了个败家子，就当我夜店喝酒喝了"。

当环境改良推动到一定程度的时候，我能看到大家的感受与认知开始发生微妙的变化。本来父亲只是边上看看热闹的姿态，慢慢地他也忍不住参与其中，甚至在某些方面提出了比我更高的要求。例会上门诊的改革工作变成了一个讨论的热点话题，大家的注意力开始真正被吸引到这个主题上。

在不断对门诊的定位与理念进行梳理与灌输后，大家对门诊的认知开始有了根本性的转变，有些临床主任开始主动地安排自己的固定出诊时间。

为了让尽可能多的患者无差别地接受到更好的门诊诊疗体验，我没有将主任这一级的高年资专家作为"专家门诊"排班，而是依然作为普通门诊出诊。患者不需要额外的专家门诊挂号费用，需要的只是一些运气与巧合便能在某个工作日的普通门诊接受我院最好临床力量的诊断与治疗。

而对于最难决策的问题，那些梯队力量相对薄弱的科室，以及在一些特殊时段中高年资力量欠缺的前提下，如何把握门诊出诊原则，我们最终也给出了明确的意见，便是"加强梯队建设与人才队伍培训，不达最低标准的前提下，病区门诊宁可关停"。

以足够简单明确的标准，充分坚定的决心，以及逐渐被认同的理念，在门诊环境整体改善并且所有的大科主任都开始出诊后，后续的门诊改进工作便开始变得愈来愈顺畅。这些积极的改进与变化也带来了超出我们期望的业务增幅，以及显著改善的门诊口碑。

门诊二阶段改革

（改善窗口形象，严谨门诊排班，优化就诊流程）

2019年2月，在所有人都认为门诊改革工作已经做了足够多的改善，并且取得了显著成效，似乎可以告一段落，将注意力转向其他方面的工作时，我签发了一份新的文件《关于门诊二阶段改革的若干要求》，对门诊形象、门诊排班、就诊流程与窗口服务做了更为细致的安排。

在门诊一阶段改革的一年多时间里，门诊发生了显著的变化与进步，但是当我们用更高的标准观察它时，依然可以看到存在的大量不足之处。

首先，虽然不再有低年资医生独立出诊，门诊力量有了实质性地改善，但是身处乡镇，大家对自己的出诊形象依然缺乏良好的认识。虽然都穿着制服，但是对白大褂下面的着装是毫无考究的，有人穿牛仔裤，有人穿凉鞋，也有人穿无领短袖。我一直认为"得体的着装、优雅的举止、真诚的品质、坚定的意志、自由的精神"是对绅士的要求，也应该是对医疗从业者的要求。在二阶段门诊改革中我们为所有的坐诊医生配发了衬衫与领带，并作了明确的着装要求。

其次，对于所有的门诊出诊安排我们会将排班计划进行公示，但是因为种种原因有时会出现高年资专家临时改变出诊时间或者取消门诊出诊计划的现象。虽然，有些时候某些急诊手术或外院会诊等因素会让这种现象无可避免，然而，这种变动如是随意的且缺乏备用预案的状态，则是让人无法接受的。

所以我们提出了对于高年资专家的出诊时间应该更为固定，如果要改变计划调整排班，应该做好备案，并及时进行变更公示。这种对变更出诊计划的程序要求，看似用了更高的管理成本，但实践中我们观察到这种方式一定程度上将高年资专家的出诊时段更好地固定了下来，久而久之能够给社会上的就诊需求带来更为明确的预期，从而为整体门诊构建更好的口碑。逐步出现的某些专家门诊持续性增长的预约患者，便是良好的证明。

再次，先前的门诊并没有采用诊间叫号系统，没有实行一人一诊室。焦虑的患者往往围在门口生怕别人插队，甚至更多的是一群人围在诊室，完全谈不上就诊秩序。过去从某一个自我安慰的角度讲，医生对一个患者进行诊断并进行病情沟通时，似乎也为围着的患者与家属做了科普宣教工作，不算坏事。但毕竟这种缺乏秩序也无就诊隐私的现象，是不符合社会与行业发展规律的。今天的人们，包括行业中优秀的机构都已然对就诊秩序有了更高的要求。

我们的叫号系统在2018年被部署到所有的诊室，经过不懈的坚持与要求，终于每一位出诊医生都能认同并全面使用叫号系统，实行一人一诊室的就诊流程。当然这里还少不了导医的良好配合与推动，最终才让围观式的门诊就诊行为，转变为今天医生与患者都习以为常的一人一诊室就诊的新秩序。

最后，对于窗口服务在二阶段也提出了更高的要求。有别于以往，二阶段门诊改革中对任何窗口的投诉不论是否存在自身过错都会被人事档案记录在册。任何直接接触患者的业务与职能科室我们都将其定义为窗口，而非单指门诊收费或门诊药房，也包括档案科与医保科等科室。

窗口人员良好的态度与礼貌，对良好的门诊体验是非常重要的一环。当然我们从不会因为某个投诉而去责难某个同事，我们期望还是能找出被投诉者所抱有消极态度的根本原因，并希望能够让不开心的同事真正快乐起来。虽然这其中也免不了有些无理取闹而投诉的人，但通常这种情况极为少数。不论如何，我们寄希望于窗口人员应该具备相对应的情绪控制与沟通能力，并以此与全新的门诊秩序的新形象，构建新阶段新常态。

门诊三阶段改革

（舒适候诊，有序就诊，充分沟通）

　　如果说一二阶段的门诊改革让大家从客观数据上，以及直观感受上，看到我们的门诊原来具备这样大的潜力与改善空间，那么门诊三阶段的改革则从基础上决定了今日门诊系统的样貌。

　　虽然一二阶段的改革已经让门诊获得了相对较好的能力与就诊秩序，但是在基础环境布局上依然存在显著的局限性。早年的布局设计没有专门的候诊区，我经常看到一些老爷爷或老奶奶躺在推车上，家属进诊室或影像中心去登记问询时，他们就等在通道上，夏天热冬天冷且无人关照。而一些高峰时段，大量的患者聚集在诊室门前的通道上，想必内心亦是非常焦虑的。虽然这在很多公立医院是常见的情形，甚至患者和家属除了内心中难免的焦躁，观念上亦接受这是种正常的现象而默默忍受。但每每遇此情形，我总认为可以有更好的方案，并且在内心中已经开始慢慢浮现出一个更为理想的门诊系统的设计原型。

一个理想的门诊系统，除了要具备准确的诊断与治疗的能力保障，同样重要的是要能实现充分且有效的沟通。要告诉患者他是什么问题，为什么会出现这样的问题，这个疾病该如何治疗，为什么应该这么治疗，除了这样治疗还有什么可供参考的选择。这五个沟通的要点对患者能否建立自己正确的认知，从而做出合理的判断非常关键。

要实现这样的充分沟通，把这五个要点讲清楚是需要时间以及一个相对安静的环境的。但是门外焦虑的候诊患者往往会忍不住冲进诊室，不会给医生这样的时间。即使当他自己在就诊时又非常希望医生给予他这样的时间，并期望其余患者能不要在诊室里打扰他。这常常是一个难解的矛盾。

于此，我认为要实现门诊的充分沟通，就必须先做到有序的就诊。而实现有序就诊，则必须先消除候诊患者的焦虑情绪，让他舒适的候诊。只有舒适候诊，才能有序就诊。实现有序就诊，才能保障沟通充分。

在2019年12月新大楼正式投入使用后，我们有了个对老院区全面翻修改造的机会。父亲提议将老住院大楼的一楼也作为门诊区域，对门诊系统进行大面积的扩容，他希望为所有诊室增加相邻的可共用的治疗室，我则基于前述构想希望全面改善患者候诊与就诊的体验。

经过多轮次的碰撞，"舒适候诊，有序就诊，充分沟通"的三阶段门诊改革核心理念，最终以"诊疗中心"的形式从设计概念变为了现实。

我们今天"中心式"门诊的布局，意味着每个诊疗中心都拥有自己的二次候诊区，两到三间诊室以及自己的门诊治疗室。每个二次候诊区都拥有自己的导医台，任何一个导医台都可以完成首次就诊的建档与挂号以及复诊的预约。这个设计不仅对患者的动线非常友好，也让导医能够关注到所有在二次候诊区等候的患者，能够有效避免通道候诊那种老人无人照料的情况。并且配套的茶水吧可以向患者提供茶水糖果，柔软舒适的候诊椅以及温馨的环境能最大程度舒缓患者等候的焦虑。最重要的是在这种布局中导医对候诊区的叫号秩序能够进行良好的维护。

这种中心式的布局将舒适候诊与有序就诊的追求目标，在环境层面进行了固化，为诊室内医患的充分沟通构建了良好的基础。也为舒适候诊，有序就诊，充分沟通的三阶段门诊改革工作提供了最好的配套。当然除了这些，最终能否真正实现门诊的充分沟通还仰赖身处其中的门诊主诊医师理念的改善以及全院对于沟通能力的更好培训。

门诊四阶段改革

（重塑中医保守形象，丰富门诊退变治疗）

　　三阶段门诊改革中的老院区改造工程与新大楼一起作为第四代医疗建筑，用全新的标准与形象开启了全新的阶段。2021年我们具备了良好的门诊硬件环境，拥有良好的门诊年资与门诊能力，就诊秩序与门诊服务也得到了符合预期的改善。我们还可以怎么样做得更好一些，让门诊更具内涵？

　　近年的发展，让我们看到了两个较为突出的问题。一是现代医学的迅猛发展，骨科的中医保守治疗理念在临床实践上一定程度被淡化。二是退行性的病变目前占比越来越高，但是对于这类渐进式的疾病，在早期阶段大医院不重视，小诊所与理疗馆又缺乏专业知识，患者难以获得科学合理的对待与处置。

　　我们起源于中医骨科，后来虽然非常早的引入AO标准等现代医学理念与技术，在发展历程中一直努力地去保留发扬中医骨伤病区。我院中医保守治疗的一整套技术与理念也入选了省非物质文化遗产，应该说院方一直是非常重视传统中医精髓传承的。

但是在年轻一代主诊医师身上，如何正确建立起更好的中医保守治疗理念则显得越来越困难。其中原因，不可否认现代医学是绝对的主流，解决了以往很多解决不了的问题。比如对于老龄人群的粗隆骨折今天的微创手术技术能让患者快速下地锻炼，显著地降低并发症风险，大大减少了老龄患者死亡的概率。但是，在另一些手术适应症把控上有时则又略显死板。比如一些老龄的前臂骨折，虽然有明确的手术指征，但其对功能的要求已经不再那么高，实则完全是可以考虑保守治疗的。

如何为年轻一代主诊医师创造更好的环境与机制，将中医骨伤保守治疗的理念与技术更好地传承；如何搭建更为合理的薪酬激励机制，让中医保守治理的精髓在功利主义大环境下依然能得以良好的生存与延续，需要我们更深层次的思考构建与变革。

对于评估严谨，骨折整体稳定，可以采取中医保守治疗的患者，不但能大幅度减轻患者心理负担，经济负担也会显著降低。当然如果用功利主义的小算盘这笔账可能并不划算，但是如果我们内心真正奉行打造百年名院的高远追求，则应该为患者负责的思考，采用哪种诊疗技术与治疗方式才是最适宜的。我认为可以有现代医学的高精尖，也可以是代代传承的中医保守精髓。要基于学术也要兼顾人文，辩证地看这个问题，这本账是清晰的。

这不但是当下的问题，也是未来的道路选择。我们应以开明的心态拥抱新技术，但是医生与临床不应掉入新技术应用的陷阱，偏执地认为只有新的才是好的，才体现自己水平。我们应当永远记住一点，适宜当下患者的才是最为恰当的。

四阶段改革中，丰富门诊退变治疗的内涵则是父亲提出来的。他认为但凡到医院的颈腰椎退变或者关节退变的患者，即使影像学上表现依然早期，但一定是有较为明显的不适症状患者才会寻医就诊。对于这样的患者虽然到不了住院治疗的程度，但如果只是拍个片，开几盒药打发一下，虽说在临床诊疗指南或规范上不一定是错的，但同样也是不能接受的。

很多早期患者因为医疗机构的这种不重视，常常会选择到理疗馆或者某些小诊所治疗，而这些小型机构往往缺乏诊断与判断分型的知识与能力。虽然在某些分型上，如颈型颈椎病通过推拿确实或能取得一定程度的缓解，但是对于如脊髓型或者神经根型的颈椎病则会面临着加重的风险。

如何利用我们的专业性，重视早期退变患者，让其得到更为丰富妥善的治疗，有效地缓解症状并且延缓退变的进程？

我们在门诊做了许多有益的尝试。例如PRP的应用，对于还不到需要关节置换的骨性关节炎患者，早期大家都是打封闭，后来被三联针取代，近年PRP的引入与发展又将早期骨性关节炎患者的治疗效果与退变进程控制的改善提升了一大步。同样的对于脊柱退变的患者，除了早期引入开展的无创冲击波治疗，在准确诊断与分型下，结合一些传统中医药的配套治疗也是持续改进的工作。这些改善最终为的是一个目标，即对于早期的退变患者，在安全的前提下，对其不适症状能科学地进行相对低成本的干预。

综上，门诊改革从2017年开始，一路走来从未停下。是我们基于价值观、使命、愿景，在实际一线工作中的有效探索，是根据"环境、能力、服务"核心发展模型的实践与应用，是我们的众多管理实践中值得参考的典型案例。

我们让大家看到了，每个阶段切合实际的清晰目标，以及持之以恒的改进工作可以为整体风貌带来多么巨大的变化。

当然即使经过了四个阶段的持续改革，我们的门诊依然存在很多问题，包括配套科室力量的薄弱，对于就诊高峰期门诊资源调配的不顺畅等等。不过和很多人想法不同的是，我一直是乐于发现问题，看到问题的。

我认为专业的管理层发现问题，并进行有效改进是最基本的素质。一个听不得坏消息的管理层是非常幼稚的，管理要出成绩则必须改善问题，要改善问题则首先得看得到问题，一个看不到问题的管理层便是最大的问题。

所以不论是门诊系统还是引申到其他方面，让组织中的人都能够更为深刻地理解价值观、使命与愿景是非常关键的，因为那清晰地描绘了组织追求的目标远景是什么样的。藉以如此建立的更为高阶的认知与标准，对我们的持续性改进工作才是最为根本的推动力。

第六章

医疗安全改革，
系统性改善临床质量

REFORM OF PATIENT SAFTY

第六章　医疗安全改革，
　　　　系统性改善临床质量

　　我并不是临床专业出身，但一直以来对临床抱有浓厚的兴趣与充分的尊重。从小的耳濡目染，父亲也一路教导了很多。虽然行政管理上我们偶有观点上的冲突，但在临床骨科领域他确实是不折不扣的权威。我自己亦为了能保有与临床的有效沟通啃读了大半本《AO治疗原则》与部分《坎贝尔》，当然我是无法出具诊疗上的意见的。在刚参加工作不久，创伤骨科的洪勇主任也曾系统地教过我无菌操作原则。应该说，这些经历是给了我对临床工作一定深度的理解的。

　　我认为我们的临床骨干长期以来在手术能力上的造诣确实值得骄傲与自豪。凭借在手术室多次的观摩与长时间的了解，更加加深了我的这一点认识。假如是我自己骨折了（我也确实因为骑摩托而摔断过腿），即便我有非常好的行业资源，完全可以请到全国知名的大专家，我也依然会毫不犹豫地选择我们自己的主任来主刀。因为长期的分科，大量的实践，我们在自己的专科领域的手术水准真的已经做得非常优秀了。

但是此过程中我也发现了我们的一个短板，便是在临床管理上表现出来的薄弱。主要体现在一些不良事件出现后，常常只是急于寻求解决纠纷，缺乏后续的深入分析与系统性的改进。换句话讲，一个不良事件出现最后解决了，往往只留下个人的教训，没有变成组织的经验，更别提升格为机构的制度。如此一来，管理系统上的漏洞依然存在，类似的问题可能在不定的时候，在不同人那里依然会出现。甚至，时间一久连个人的教训最终也会被淡忘。

虽然所有的医院不良事件的出现都难以避免，但如何在机制上具备持续性改进的能力，如何不断地完善医疗安全管理水平，是一条永无止境的道路。

强调医疗安全并不是说要让临床选择不去接收任何具备风险的患者，反而是要让临床更有能力去接收具有风险的患者并且通过能力与机制上的改进有效地保障患者安全。

要真正做好患者安全，很多人朴素地认为就是要让医生开刀的时候多上点心。医师的责任心对确保医疗安全当然是重要的一环，然而在医院管理的角度上，做好患者安全的范畴则远远比这宽泛。

我们的卫生行政主管部门对各个医院要求的十八项核心制度，等级医院评审中的十大患者安全目标，JCI标准中的国际患者安全目标，虽然表述上存在些许差异，但是内容实则是高度重合的。都覆盖了患者识别、有效沟通、高警训药品管理、手术安全、降低医源性感染风险等等范畴。

真正的良好的患者安全管理的实现，需要在所有环节都有较高的标准与把控。而任何一个环节出现漏洞与差错就有可能导致不良事件出现，严重的一级警训事件则通常是层层失守的结果。这也是海因里希法则所描述的每一例严重的警训事件背后都有29件差错事件与300件隐患事件。

2019年，我认为是时候开始将改革工作向临床渗透了。而临床工作中我首先想做的，便是将医疗安全的基础管理水平如何再提升一个维度。

曾经父亲还未脱离临床的时候，会定期举办读片会，将一个时期做得好的与做得不好的片子都拿出来点评点评。这个过程中经验与教训自然的也便有一定程度的分享，有些显著的管理漏洞与好的建议措施也容易被采纳与落实。但是后来因为种种原因，读片会消失了。那么现在由我来实行医疗安全的建设，对涉及如此宽泛，内容如此之广又千头万绪的医疗安全管理工作，我又应该从哪做起呢？

开展临床质量报告

在阅读JCI标准的过程中，其中领导与管理责任这个章节，GLD4与4.1这两条标准让我受到了启发。这两条标准要求医院领导层应计划、制定并实施质量改进和患者安全计划，定期向治理机构和医院员工传达相关信息，也就是施行临床质量报告。

标准中明确要求了报告应该包含"1警讯事件的数量/类型及根本原因""2患者和家属是否知晓""3对此类事件采取的安全改进措施""4该改进是否能继续维持"这四项基本要点内容。

我认为基于临床质量报告的标准框架，将已经暴露的事件，先进行总结与归因，并根据自身实际针对性地提出改进措施，远比将行政主管部门要求的十八项核心制度或评审标准往临床简单的抄送一丢，然后抱怨"我们制度都有了，但临床就是不好好执行"，来得靠谱得多也实际得多。

这样的改革工作是有实际抓手的，而且基于刚刚发生不久的不良事件与错误有着生动的教育意义，这样针对性的改进远远比毫无专注力的制度宣教与枯燥的说教式的培训要更能服众，临床更容易接受，也更具效率，亦更深刻。

这里要特别说明的是，早期我听到很多人强调医疗安全管理的出发点无非出自两点。一是满足政府监管要求，二是减轻纠纷中的责任负担，减少赔付。我认同加强医疗安全管理的必要性，但对类似出发点则不认同。

我认为做好医疗安全管理工作绝不是为了要在可能的官司中甩脱责任，而应该是主动的预见性的承担更多责任。不论是医源性的还是非医源性的患者侵害事件，除了事后的救济，如何采用循环改进的方法真正提升患者诊疗安全才是真正的追求目标。换言之，即使政府不监管或者无须承担赔付责任，作为一家优秀的医疗机构也应该主动且持续地去改善自身医疗安全的管理水平。

所以开展临床质量报告工作的目的是非常清晰的，其本质就是要改善临床管理质量，真正确保患者安全。即使这与某些关于临床安全的行业培训以及部分职能部门的原有认知是有差别的，我们也应该特别强调，实施临床质量报告的目的绝不是旨在统计纠纷赔付了多少钱，以及如何通过一些注意要点与技巧尽可能在司法仲裁中减轻自身责任，而应是着重于真正的医疗安全管理建设水平。

　　在我拟定并签发的"浙大中医管〔2019〕6号《关于开展医疗安全改革工作实施质量报告的要求》"，其中的临床质量报告模板第一页我亦有明确的表述，质量报告实施的目的是基于自身实践，真正的改善患者安全，而绝非纠纷处置技巧的分享与纠纷处理花费的调查汇报。

不良事件的上报

（十二字方针，三不准与五必须原则）

要施行临床质量报告，要对自身缺陷做出分析与改进，首先要做的就是将已经出现的不良事件掌握并统计出来。只有将自己的问题与缺陷暴露出来，才有可能妥善的解决与改进。

然而现实中，在临床看来对于要将自己的缺陷暴露在其他同事面前是有着天然抗拒的。在我提出要施行临床质量报告以前，我们的医务科其实也有在做相关工作，但是我观察到每年上报的不良事件不过寥寥数件。医务科通常亦习惯于将主要精力用于纠纷处置，对于大部分并未引起投诉或纠纷的不良事件往往只是一笔带过。

似乎大家都有一个共同的默契，就是自己的科室不良事件最好是"0"，越多则显得越没面子。于是自然的在实际工作中是能瞒则瞒，除非患者投诉或发展成严重的纠纷，不然是不会主动将自己科室的不良事件暴露在院部或其他科室面前的。

其实，即便是全球最顶尖的梅奥或者全国最好的三甲医院不良事件一定也是客观存在的。虽然比例不会很高，但是基于巨大的基数，数量一定不会少。很多时候如果说自己科室一个季度的不良事件为"0"，要么是完全不懂"不良事件"的定义，要么实际上就没开展这项工作。

为了减轻临床心理负担，对于不良事件的上报工作，标准中通行的做法是采取非惩罚性的原则，鼓励主动上报。但我感觉在我们的实践中效果很一般，虽说不设处罚，但大家也并不会因为报一例奖三十块钱就把自己的短板主动暴露出来。

我们第一期的临床质量报告只收集了9例案例，有两例还是院部事先就得知的差错事件。几家分院则在多次集团临床质量工作会议之后，仍然会选择提交"0"报告，并愚蠢地认为集团会因此对他们在医疗安全方面的工作感到欣慰。

对于这个现象其实在施行临床质量报告之前我也已经有一定程度的预见。最终真正解决不良事件漏报瞒报难题，措施上我主要还是基于两点：即原创性地提出并真正践行"绝不责难、共同分担、持续改进"此十二字方针。以及一切未按要求上报收录的不良事件如果出现任何纠纷，赔付一概由当事人或当事科室自己负责。并因此总结演化出了"三不准与五必须"原则。

遵循"绝不责难、共同分担、持续改进"的十二字方针是为了解决临床心理负担问题。我们绝不会因为主动上报的不良事件将其作为一个"把柄"对科室进行追究，也绝不容许其他科室以此作为攻击另一个科室的理由与依据。

对于已经出现的问题，全院力量应该共同承担。我们真正要做的是持续改进，不断地将我院临床质量与安全管理水平提升到全新的高度。我在每一次临床工作会议的开场都会强调这个方针，并且也真正在实际中践行。所以几个季度下来，应该来说大家的心理负担问题是有效缓解了的。

"三不准，五必须"原则是为了设计一个环环相扣的精细机制，确保不良事件能有效暴露并且进行持续改进。其具体指：对超出时限的不良事件，常规通道不准上报；对未上报的不良事件，《临床质量报告》不准收录；对未收录的医疗纠纷，不准直接赔付。此为"三不准"。

对上报了的不良事件，必须进行分类统计；每月临床工作例会，必须决定哪些事件收录进《报告》；对收录了的病例，必须进行根因分析；对根因分析后的案例，必须进行建设性的改进；对建设性的改进，必须进行督查看是否依然维持。此为"五必须"。

应该说，今天回顾看这两个核心措施是非常有效的。真正遵循十二字方针卸下了临床心理负担。三不准原则将漏报与瞒报后可能存在的赔付风险转嫁给当事者个人，显著推高其瞒报成本。五必须原则搭建了持续改进的制度性机制。

　　由此我们不良事件上报的数量明显增加，并且比例开始接近我们的区域标杆"丽水市中心医院"。当然，亦如先前讨论的，这样的数据结论，绝不是我们的质量管理不如从前了，而是很多已经存在的问题终于被监测收集了出来。

分类统计与根因分析

基于大量的实际案例，应该使得我们对自身医疗安全管理水平具备更加客观的认识。但是在解决不良事件的漏报与瞒报后，在分析与改进的过程中又出现了另一个问题，就是当事科室往往对问题及其原因轻描淡写、避重就轻。

例如有一例引流管滞留的不良事件案例，科室对其原因的描述竟然是"因为引流管卡住了"，且再无其他。这就像有医生描述便秘的成因，分析的结论是"为什么会便秘？因为大便拉不出来"，而对于饮食结构的问题，肠道菌群的分析以及饮水量等直接相关因素则毫无涉及。

就上报上来的部分案例来看，对问题与现象理解的浅薄程度令人感觉到吃惊。当然我们不能用恶意去揣测他人，我认为这种隔靴搔痒的做法或许还是与当事人内心深处依然存在的面对错误的恐惧感相关，与没有良好的管理工具和解构能力也相关。

对收集上来的不良事件，进行有效的、标准统一的分类统计，针对SAC1级与SAC2级的严重不良事件开展根因分析，是我们在解决上报问题后，面对分析不够深入、改进不够有效所采用的主要方法。

对多次出现的同类案例进行汇总，有些不良事件看着虽然不算太严重，例如坠床摔倒或压疮，大多数上报案例都是轻微的，但是如果不重视同样也会出现一级警讯事件。我们的坠床风险就曾导致过一例一级事件。而同一类别的事件存在过高的比例或频次，则通常意味着更深层次的问题与隐患。例如护理力量的薄弱会导致护理巡查频率过低，而巡查间隔过长则可能会引发系列完全不同类型的不良事件。

在数量集中的事件分类中，我们可以较为直观地掌握自己医院最为缺失的短板究竟在哪，从而更为聚焦地从基础力量上进行投入与改进。

关于根因分析（Root causes analysis）的概念，我还是在市中心医院陈美芬护理副院长来院辅导授课中才开始了解并吸收的。我们大学的管理课上有一个"5Why Concept"，意味着对一个事件要有向前追问五个为什么的能力，以此尽可能洞悉一个事件的本质，这与根因分析的理念两者概念倒是非常相似。这个管理工具对有效地挖掘不良事件深层原因，避免分析改进上隔靴搔痒的做法，起到了良好的作用。

基于近几年所有的不良事件，通过分类统计与根因分析，可以清晰地看到我们这样一家骨科医院，最大的安全风险大体是出自两个漏洞，即VTE管理的不完善与危急值反应的迟缓。理论上就我院现状来说，妥善地改善VTE与危急值管理水平应该是可以大幅度降低一二级不良事件发生概率的。

对静脉血栓风险的评估与积极预防，以及血栓形成后的妥善处置，在早期应该说很多医院都是缺乏全院统一的标准以及共识的。因深静脉血栓导致的肺栓塞极度凶险，在不良事件管理与根因分析的制度框架下，我们对曾发生过的一例VTE相关一级事件进行了深刻剖析，当事科室也在痛定思痛后与医务科一道制定全院统一的管理制度，并采取了更为严格有效的VTE管控措施。

但是不曾料想的是，时间没过多久，在创伤病区上肢骨折的低风险患者也出现了深静脉血栓的并发症。脊柱科则因为认知标准的差异，认为脊柱骨折患者开刀后出血风险较高，或不适用VTE管理对抗凝药物的使用原则，结果也出现了相关的不良事件。这两起案例虽然没有导致诸如患者死亡的严重后果，但是也为我们敲响了警钟，绝不可掉以轻心。

这些被及时监测与分析的事件，用事实说明了所有的病区都需要对VTE管理极度的重视，并且需要实施统一且严格的标准。

临床质量报告反馈的另一重要隐患，来自值班期间危急值反应的缓慢。因为值班期间相对薄弱的影像科诊断力量与门诊力量，某些肝脾破裂的患者如不能及时发现，并立刻安排急诊手术，是极易出现死亡案例的。虽我们先前几起关于危急值上报迟缓事件的患者非常幸运的最终都脱离了危险，不过这种风险还是不免让人惊出冷汗。运气是需要的，但是我们管理层绝不能将期望寄托在运气上面。

通过对这几起关于危急值不良事件的根因分析，我们对所有出诊力量与技师都进行了关于肝脾破裂识别的针对性的培训，以期快速的识别，改善危急值反馈通路，缩短反应时间。

关于以上几个VTE与危急值管理案例的RCA分析与持续改进，虽然这些相关措施其实本身就涵盖在范围宽广的医疗安全管理范畴之中，只是通过临床质量报告的方式，基于我们已有的实践，这种根据自身现状针对性阶段性的改进，我相信对患者安全有着更为显著的提升作用。

而通过上述系列管理举措，我有充分的信心说，就目前我们临床对于不良事件漏报与瞒报的现象几乎不再存在。从客观监测的数据中看，严重的一级事件的发生概率也确实有所降低。

当然我们系统性实施临床质量报告，根因分析与持续性改进的时间还不算太长，结论有待更长时间维度的观察，但是基于当前进展，我对此部分工作的未来发展与改良充满信心和期待。

不良事件处置三原则

即使显著改善了医疗安全管理水平，医疗事故与纠纷的出现可能依然无法彻底避免。今天医患关系的紧张，有很多深层次的原因，但其中有一部分，我认为是因为过去的时间里很多纠纷的不当处置所导致的。

这种不当体现在，一旦纠纷出现很多医疗机构近乎天然的第一时间期望规避责任；部分患者家属则选择第一时间进行责难与打闹；而中间的调停仲裁机构则希望第一时间息事宁人。

三方的这种第一反应催生了医疗机构在临床质量管理上特别重视医疗文书的书写，其所耗费的大量时间与精力目的实际并不是为了客观地记录病情以供治疗诊断之用，而是为了万一出现纠纷，以此来最大程度保护自己，规避责任。

但问题是这并不能真正有效地避免患者侵害的发生，不论是医源性的还是非医源性的，一旦患者预后显著偏离了自身或家属的预期，愤怒的情绪亦是其自然的第一反应。然而恰恰又是医疗机构多年巩固规避责任的技巧以及中间调停仲裁机构过去长期存在和稀泥现象的做法，给医闹培育了良好的滋生土壤。缺乏良好的解决通路，而一闹又赔钱，于是越赔钱越闹。

这两年国家对于医疗秩序的维护有了更为鲜明的态度与长足的进步，和稀泥的现象也在逐步减少。但是，控制力的增强并不意味三方的第一反应有根本性的变化。虽然医患冲突的趋势整体减少，但是某些恶性事件还是会时不时爆发。以至于，业内开始讨论是否有必要在医院增设安检程序与设施。

那么除了业内培训的各种应对技巧之外有没有一套能从公理上普遍成立且多方适用的妥善处置不良事件的通用原则呢？

我在2016年参照阿西莫夫"机器人三定律"即"第一定律：机器人不得伤害人类个体，或目睹人类个体遭受危险而袖手不管；第二定律：机器人必须服从人给它的命令，当该命令与第一定律冲突时例外；第三定律：机器人在不违反第一、第二定律的情况下要尽可能保护自己的生存"这种递进式的结构总结了"不良事件处置三原则"：

即"第一原则：积极的治疗与更好的功能预后优于责任划分的争论，各方应予以优先的配合；第二原则：在一的基础上，医疗机构在治疗流程上如存在过错，应承担自己的责任，但也限于相对应的责任。第三原则：在二的基础上，医疗机构应当拒绝不合理的要求，强硬且有效的保护医务人员人身安全与工作秩序"。

原则需要按照顺序递次实施，不可倒置，则我认为处置措施将具备公理上的正当性与完整性。

我工作的几年间直接参与的纠纷处理虽然不多，但长期观察下来，包括部分同行的案例，我相信这套原则是可以较好适用的。至少我自己参与的几起案例中，除了极个别偏执型人格患者，大部分人当你真正关心他们病情进展的时候，表现出来的更多的是一种宽容的态度。

当然这套原则框架下的具体方式，有待于结合不同区域的司法实践以及不同患者的家庭背景，特别是在财务上要慎而待之，以避免在"不是你撞的，为什么要扶？"这种判例背景下，出现"不是你的错，为什么要垫钱，垫钱了就是你的错"这种无奈且尴尬的情形。

不过即便是这样的情况下，我认为我们也应首先表现出善意，施以尽可能的援助，而非一开始就将患者与家属推到自己的对立面去。

综上，也是本章节一直想强调的内容，医疗安全管理能力的建设，我认为核心应该永远围绕在实际工作的点滴中去真正改善患者安全，为患者提供一个更为严谨的诊断与治疗过程，最大程度确保预后符合预期，而绝非大篇幅地将主要精力与时间花在一些规避责任与应对纠纷的技巧上。

相比甩脱责任，我相信担起责任反而更能赢得社会信任，更容易获得医患间的宽容与和谐，也更能实现真正的医疗安全。

第七章

人事管理变革

INNOVA-
TION OF
HUMAN
RESOURCE
MANAGE-
MENT

第七章　人事管理变革

对医疗机构以及一切知识密集型行业而言，人力从来不是成本，而是一家机构最为重要的资产，是一切问题的最终决定因素，是一切发展的终极驱动力。

可以说一个组织的高度，本质上即是其人才队伍的高度。但是关于引人、留人、用人，关于吸引、培训、选拔、激励，很多时候人才问题是个远看明确，近看迷糊的问题。

为什么这么说呢，因为所有人都知道人才队伍是极为重要的，但是到具体执行处，一个人没犯什么错误但总也做不出成绩，是留用还是淘汰？一个人薪资高一点是引还是不引，引了如何平衡现有薪资体系？是选择狼性团队的道路，还是走宽和沉稳的人事策略？

种种具体情况不一而足，不同机构，不同基础，不同场景，不同文化，没有统一的定式，故而在人才重要的大道理上所有人都明白，然而一旦面对具体抉择常常又是茫然的，正确的决策亦是非常困难的。

我们医院在人才队伍的建设上应该说是比较幸运的，人力资源基础上虽然比不上三级公立医院那么丰富，但是得益于较长的历史沉淀与长期的分科，在民营医院中我们是少数具备自己梯队培养能力的机构之一。我们核心科室的骨干力量并不需要像很多基础薄弱的民营医院主要依靠公立医院的退休医生或多点执业，也不需要通过不相称的高年薪去挖其他医院墙脚。反倒是我们培养出来的骨干在外院都是炙手可热的，有些机构甚至常常想用两到三倍的薪资来挖人。

能够有今天这样一个人才梯队基础，临床出身的父亲在临床上选人、用人、留人自有一套心得。我认为父亲在情感留人、待遇留人、前景留人这三板斧用的是颇为顺畅的。父亲一直是个非常宽厚的人，亦颇重情谊，和临床骨干是打成一片的。时不时地聚餐交流，不似今天有些公司赶时髦式团建的尴尬，我们的交流是真诚而温暖的。

每一个骨干都是被重视的，待遇也是水涨船高，骨干的薪资并不会低于市场水平。而且我们有一套基于实践的较为细致的绩效机制，对临床是保有有效激励的。最为重要的是大部分骨干是在父亲与叔叔的带教下从低年资的住院医生开始一路成长起来，具备良好的情谊。并且我们长期对临床与学科的专注，也让大家对自身在平台上的发展前景充满了良好的预期。

当然我们的人事工作除了一些成绩，问题也同样不少。

第一，虽然临床系统有着较为专业且完善的自我梯队培养能力，但是行政队伍的专业性不强，管理能力粗放。外院会期望通过两倍三倍的薪资挖我们的临床骨干，但行政干部似乎从不存在外院来挖角的情况，反而是有些人可能离开医院就会失业。我有时会和行政的同事说，什么时候也有外院用三倍四倍的薪资来挖你，那才说明你具备真正的专业价值，我们的行政管理能力也才算真正成长起来了。

第二，临床虽然有良好的梯队基础，但是一个萝卜一个坑。在整体发展迟缓的情况下，组长一级的中间层力量难以获得晋升机会，如恰逢外院抛来橄榄枝，则比较容易流失。而这批人的流失是非常可惜的，对机构而言，这些宝贵的中坚力量中蕴藏着成长出新的能引领科室发展的学科带头人的概率与机会。

第三，过去管理层注意力与重心都集中在骨干上，对基层素质与基础待遇不够重视。早期的应届生以及年轻医生，因为成长环境的不富裕都是比较能吃苦的，对生活环境与短期待遇也不是那么介意，只要平台好，机会多，就有坚定的意志能刻苦地坚持下来。但时过境迁，现在从90后开始，更不用说今天的绝大部分00后，都是在物质较为富足的生活环境下成长起来的。今天如果没有良好的生活环境与基础待遇，是吸引不来较高素质年轻人的。而如果最终仅剩下一批只是因为没有更好选择所以才不得不留在这里的基层职员，那么这会让人才队伍的土壤变得贫瘠，从而让梯队建设变得难以为继。

上述三个主要问题，是我在缙云总院的人事工作中观察并感受到的，我们的分院因为体量小，对人才的吸引力会更薄弱。在分院的工作我们亦面临过和很多基础薄弱的民营医院同样的人才窘境。但考虑对分院人才建设目前我们依然处于摸索时期，未能有所建树，故而这里先抛开不讲。这章主要谈一谈我参加工作这几年，基于上述几个主要问题的认识对缙云总院开展的人事管理变革工作的实践与探索。

精英治理，成绩是唯一的标准

行政管理队伍的建设不同于临床梯队。临床队伍选拔哪个骨干，相对来说标准是清晰的，特别是对于业务出身的院长看临床梯队会更通透。衡量一个临床骨干是否优秀，我们可以看看他手术做得怎么样，非计划的二次手术多不多，理念是否能跟上潮流，和患者的沟通好不好等等，以此来得出较为明确的结论。每个层面都是可以具体量化的，因此临床骨干的选拔相对来说比较明晰。

而在行政系统，由于行政系统不直接产生业务，很多时候缺乏具体量化标准，使得大部分时候只能凭借自己一点主观印象或者他人的主观反馈来做判断。这就为行政管理队伍的建设，留下了巨大的主观裁量空间。而这种主观判断带来的不确定性与行政工作具体量化标准的缺乏，则容易导致两种现象。

一种是实控人自身就会偏向任命一些亲戚朋友，这在家族企业尤为常见。因为长期的熟悉感，特别是血缘上的关联一定程度带来了信任。这种现象普遍的组织会常态化地存在裙带与人情现象，并一定程度衍生出一种升职加薪关键是要托对人的风气。第二是选拔晋升仰赖论资排辈，这种现象多出自公立组织，虽然工作能力难以评价，但是资历与入职年数总算是明确的量化目标。

当然，并不是说亲戚朋友与人情举荐或入职多年的老人就一定不是人才，任何时候在人才问题上，我是历来主张唯才是举，外举不避嫌，内举不失亲的。需要警惕的是，人情关系或辈分年资不应成为选拔标准，不应鼓励裙带风气。

"精英治理，成绩是唯一的标准"是现阶段关于管理干部队伍建设我所实施的最根本主张。

我在工作岗位上，也面试了不少人，其中有个印象较为深刻的案例是一个妈妈来替儿子面试。她是一个单亲妈妈，母亲说自己的孩子很内向，能力也平平，现在家庭条件不好，所以想替孩子找一份好一点的工作。说实在的，当时听完内心非常同情这位母亲，可怜天下父母心。这种同情让我非常想笔下一松，把这份工作机会放给他。但是思量过后，最终对于入职要求我们还是明确拒绝了。因为如果面试都需要母亲来出面，我们没办法想象在工作中如果出现任何问题，他是否也都需要母亲出面协调，我们究竟是雇佣母亲还是孩子？

中国社会的现状是个人情社会没错，我们也需要在很多情况下对人情进行适度照料。这不但是人与人的相处之道，有些时候对弱者的关照也是社会责任所在。但我想表达的是，在自己机构的梯队建设与人才选拔上是绝不可被人情或同情左右的，否则一定是搬起石头重重砸自己的脚。

裙带的可怕之处，那些任人唯亲又陷入重重矛盾的家族企业，包括前面说到替儿子来面试的妈妈，他们都有一个共同的特点，就是从本质上都是要将低能力的不符合岗位需求的人放到重要岗位上去。

如果能力是相符的，甚至超过了岗位需要，也便不需要去寻找人情或博取同情。所以一旦实控人或HR碍于人情、同情同意了此类不合理的诉求，则因低能力，随之而来的低标准与低效率，对机构与组织来说是一种自杀式的行为。而当这种现象变得普遍的时候，组织必定是走下坡路的，崩溃也只是时间问题。

一旦我们赖以生存的事业溃败了，则原有的那些人情会变得薄凉，那些同情也未必会反过来同情我们自己。反倒是可能聚集了一批吃瓜群众，在饶有趣味地议论"你看他起高楼，你看他楼塌了"。

所以在用人上，坚持精英治理，坚持成绩是唯一的标准，是对自己的负责，是对组织的负责，是对单位中每一位辛勤工作努力付出的人负责，更是对患者负责，对社会负责。基于这条准则，管理层在人事工作上不应受到其他任何因素的干扰。

述职报告制度与 ABC 评价机制

　　既然将成绩作为唯一的标准，那么究竟什么是成绩？又如何界定成绩呢？特别是行政干部队伍工作难以量化的难题，有没有方法可以一定程度解决呢？

　　成绩是什么？相信每个人都会有自己固有的认知，在寻求升职与加薪的时候也普遍会阐述自己的亮点与工作成绩。当然过去这种过程通常都是通过相对私密的方式进行，没有放置在台面上。加上有些人主动些，有些人内向些不好意思说，故而很多时候晋升与职务任命，因为过程的不明确，并没有起到积极的导向作用。有时候这种模糊的氛围甚至可能不但没有激发大家努力工作的热情，反而会引导大家去研究一些不知所以的旁门左道。

　　我们过去观察到的干部队伍最不好的一种现象，就是一个事情有点进展会有很多人出来抢，都说是他自己的功劳，而一个事情出了点问题，则处处推脱说都是人家哪里没做好和自己无关。以至于我们所熟悉的"君子求诸己，小人求诸人"的传统美德很多人是完全没有概念的。

对什么是成绩，很多人错误的将成绩理解为"不犯错"，故而总是推脱，不敢担当。另一种对成绩的常见误区，则是将成绩理解为"比惨"。"没有功劳也有苦劳"是挂在嘴边的口头禅，每每讲到工作重点其表述核心就是做一件事情做得多辛苦，而不谈实际改进价值与效率。还有一种误区是将成绩理解为"上课"。有些观点想到了，有几句话点到了，一通"指导"，便要将所有鲜花揽过来，谈及问题与责任又往往回到第一个误区。

所以我们首先需要向干部队伍提供明确的定义，在成绩是唯一标准中，成绩究竟是什么。

我认为，成绩是以价值观驱动，通过自身努力实现的明确工作目标的合集。

行政管理工作与临床工作存在差异，管理工作要做好除了需要对业务有足够的了解外，在统筹能力、情绪管控、沟通水平、任务分解、问题解决与创造性上也提出更多的要求。

其实我认为管理工作的成绩是可以量化的，那便是自己所负责的部分业务与流程有没有在持续地改善与变好。在考核上我们只需要明确，这些改变是否是通过科室的努力来实现的，以及这些改变是不是我们想要的真正认为是好的改变。前者关键在目标是否明确，后者在于是否符合价值观。

　　例如我们在某个区域的工伤业务在增长，很多时候难以界定是否是外勤部门的付出或者创造性的工作实现的更好服务与口碑推动的业务增长，还是由于临床工作的改善或者只是区域市场自身的调整与变化。

　　而事先明确的工作目标可以让我们感知到部门的重点工作计划，就其中具体的内容措施，例如，是提供更好的绿色通道以及主动寄送资料等服务，还是粗暴地采取一些利益输送的短期做法，考验了其是否符合"以患者为中心"的核心价值观，也决定了相关做法能否可持续地改善与发展。或者简而言之，这些措施是否是我们期望的"好的"改善。

　　这样的案例可以有很多，在人事、财务、采购、全程服务、综合保障等多个方面都是一样的道理。有没有明确的工作目标，实现目标的措施是否符合我们的价值观，如因此而带来的"好的"改善，我们便可以很明确的认为，这些改变是基于我们科室负责人自身的管理能力，是明确的成绩。

　　2020年基于这个理念，我在ABC评价机制的基础上，推出了述职报告制度。这个制度旨在每半个年度为所有科室负责人提供一个平台说说自己的成绩，我们再根据平常的接触与印象，通过与年度计划实施进度的关联，给出ABC评价。

　　A意味着整体工作进展超过预期，B意味着整体工作符合预期，而C则意味着工作较大程度偏离预期。实则这便是对行政管理干部的绩效考评机制，不同的评分会直接影响绩效薪资，连续的A不仅意味额外的20%核定绩效奖励，也意味着更快的升迁，而连续两个C不仅绩效会被扣除一大部分，还可能意味着被免职。

在管理层理解充分，并且年度计划足够务实的基础上，我认为这样的评价跟原有的方式相比，要相对客观很多，且非常容易进行，同时能够反过来保障年度计划的有效推进与实现。

更为重要的是，此种更为透明公正的方式，对整体干部队伍的导向有着非常积极的影响，会让大家真正把心思放到自己的本职工作上，从实践出发改善自己负责部分的业务水平与流程效率，而非其他门道。

通过较为长期的持续观察与述职，有效的记录，这种方式对行政干部队伍专业性的塑造与选拔也是良好的抓手。我们观察到有些人能够专注一个重点取得真正的突破，而有些人每次东一点西一点，几年下来也没有个所以然。

虽然说每次评完总有个别人存在抱怨与不解，但应该说述职报告与ABC评价机制，就像学生时代的优才选拔，从一个高考一考定终身，并且免不了有些人会利用人情或作弊取得高分但实则低能，转变为通过较长时间的持续观察，看行为举措是否符合价值观，通过多次的述职，基于自身能力与明确的目标落实情况来决定是否晋升。

通过施行客观透明且公正的干部评价机制，由此而来的便是行政队伍整体的专业性与自我驱动能力的大幅度提升。

打破职务限制，推行职级体系

如果说人才梯队建设上存在矛盾，那最大的矛盾我认为就是高年资骨干带教意愿低与低年资医生成长起来了却没有位置放的矛盾。

一面是求才培养人才之难，一面是好不容易出来一个还用不好留不住。

高年资薄弱的带教意愿源自历史悠久的俗话谚语"教会徒弟，饿死师傅"，虽然不是所有人都不愿意带教，但是信奉这句话的也不失为少数。以至于有公立医院的院长也说了，"科主任不肖有三，无后为大"。

另一边，好不容易有人成长起来了，但是工资待遇想要有质的提升，根据医院常规的薪资系统，没混到个职务是不可能实现的。而科主任只有一个，副主任倒是可以有俩，组长可以有三四个，但是前面的人不挪窝总是轮不到的。所以对梯队的后生来说，待遇能不能提升决定因素还不单纯是有没有成长起来。成长起来是前提条件，更重要的还是得在恰当的时机有人把位置空出来。而现实中这种机会往往十分稀少。

是否存在一种机制能恰好解决这两个最大的矛盾，既能解决一个萝卜一个坑，满足中坚力量的职业出路问题，也恰好能改善高年资骨干的带教意愿？

我认为阿里的职级系统，军队的军衔制便非常值得我们参考借鉴。其实医疗系统除了职务之外本身有职称的概念，但是在院内实践中如直接以此核定薪资往往不够灵活，有些高职称也未必就意味着高水准。我们参考采用阿里的P序列与M序列结合自身实际设计的职级系统在职务之外，作为核定能力与待遇标准的体系在应用上或更为实用。

我们在近年以P（physician）序列，M（management）序列，N（nursing）序列各分十级，搭建起了我们自身适用的职级体系。

这套职级系统经一年时间酝酿，在2020年1月正式推出。其主要特点是以职级工资取代了职务工资，主要薪资待遇水平由职级决定而非职务。而职级的高低主要考核员工是否满足各级晋升标准，并不设人数限制。

例如科室副主任的职务待遇相当于P7，一个科室最多两个副主任职务分管病区，但是只要临床能成长起来，可以有很多个P7。任何职级的晋升都不需要空位补缺，需要的只是通过契合各级能力标准的考核。这样一来，职务更多意味着管理责任，但是跟待遇直接相关的是职级。只要自身能力成长起来，其余的将不再有其他不相关的限制。

职级区分以后要订立明确的晋升标准，我们在其中深度地结合了带教的要求。在P4这一级开始，如果期望继续晋升，除了诊断、沟通、手术技能的考察，带教开始成为重要的考量。如果不具备带教能力与意愿，不能够将P1-P2低职级的人选拔带教好，那么即使别的能力再好原则上也就无法再继续晋升。

而对P6、P7这些高职级的要求，更是考验能否带出一定数量的高质量的P4级别的人，且同时在学科发展上还要有所建树。这样的设定从根本机制上将过去的怕带出人太优秀顶了自己或没地可去从而流失，改变为要好好挑人，带出队伍。只有带教出高素质的梯队才是自己继续晋升的前置条件与基石。

职级体系的建立，对年轻人是友好的。明确的各级标准清晰地告诉大家自己身处哪个阶段应该要做什么，做到什么程度可以再进一级，薪资也便会有对应提升。

对高年资骨干，也不必再有位置不稳的担忧。用心的带教，自己也能再进一层，科主任的位置拿到副院长级的待遇也不是不可能。

对管理干部而言，职级体系的建立也让我们用更为系统的机制，去梳理看待晋升工作，人才的选拔更为客观，决策更为精准。

于组织而言，职级系统如能在实践中得到持续性的改进优化，我有充分的信心，它将会为我们的梯队建设提供源源不竭的内生动力。

改善基层土壤

如果说在人事管理理念上我与父亲存在差异，那么最大的不同或许就在面对基层基础待遇时所实行的策略与理念。

父亲的临床工作经历与事业初创阶段的历程，让他格外重视骨干的状态。骨干的待遇自然是不必说的，情感上也笼络得很好，骨干对食堂不满意索性办了小食堂开了小灶，子女有入学困难也会帮忙。父亲曾与我说，"以后交给你也简单得很，哪个骨干不满意给他加点钱就好了"。这当然是半玩笑的话，核心学科带头人确实直接决定了一个科室的发展水平，核心骨干的状态也确实是一家医院水平最为关键的存在。但是因此把精力与资源完全倾注在骨干上，对基层则采取人力成本严控压缩的策略，我则表示不能认可。并且这个观点我多年未曾改变。

我认为管理层一定要重视基层的基础待遇，要像重视骨干一样。因为树长得多繁茂，看起来是由粗壮的枝干支撑，但实则更是由其土壤所决定。基层土壤的好坏决定是否能持续性的筛选培养出我们所期望的骨干人才，如果土壤不好，人才梯队也会最终萎缩凋零，无人可继。

实际上因为这种人事策略上的偏差与误区，弊端已经显现。特别是近十年整体行业发展很快，业内竞争加剧，开出的基础薪资越来越高，我们早先的基层基础待遇已经落后于市场平均水平。这导致我们在一线工作中要吸引留住相对高素质的低年资医护越来越困难。

还有一种观点认为，因为我们医院地理位置相对偏僻，所以那些本科硕士肯定留不住，因此也没必要开太高的薪资，反而那些学历低的稳定。我亦表示绝不认同。

我认为，我们必须要渐进式地将我们基层的基础待遇提高到行业中上游的水平。恰恰因为地处偏僻，反而要更重视生活配套设施的建设，要尽最大努力改善基础待遇与环境，才能吸引到尽可能高素质的基层人才。

我在改善基层土壤的工作中，主要基于"两只手"，一手改善待遇，一手提高要求。

改善基础待遇方面，主要体现在提升基本薪资与福利以及持续性改善的生活配套。在基础薪资与福利待遇上，曾经我们的"五险一金"普遍都是采用较低标准去缴纳的，而近年在逐步提高基础薪资的基础上，将过去的科室基金也进行了改革。将粗放的时有浪费的科室基金都充入到五险一金的缴纳中去，并且采用的是普惠策略，高年资人员与基层整体一致。

同时，对宿舍条件与餐食配套上进行了持续的改进。过去宿舍都是医院老建筑改造而成的，条件较为简陋，我们提出了"空调、电视、WIFI、家具医院配套，拎包入住"的概念，对宿舍进行了翻修。后得益于新大楼扩建工程，又投入使用了两栋全新的宿舍，并配套了亲子中心、健身房与灯光篮球场等设施。

在食堂餐饮配套上，也经历了两次翻修，管理上严格落实食品卫生与食品安全控制，并且提供了误餐，让临床任何时候结束手术都能吃上热饭热菜。院区内还引入了奶茶店咖啡吧与小超市。所有这些措施让我们在对基层人员的吸引力上有了抓手，至少通过我面试并留下来的本科与硕士学历的年轻人不再是一种稀奇的现象。

改善基层土壤的另一面是建立培训系统，并用更严格的标准筛选淘汰。

过去基本上基层离职的都是考上了编制或找了份更高薪资的工作，院方劝退淘汰的几乎没有。这并不是对新入职的低年资人员都很满意，只是缺乏选择。而低年资人员入职后也存在缺乏系统性的培训，带教标准与目标亦不明确，基本处于自由生长的状态。

我们在2017年开始开展岗前培训，并快速发展为内容覆盖全面的培训系统。虽然培训课程的内容质量和诸多细节还有待改善，但是对基层队伍能力的建设较之以往是有提升的。同时对试用期员工采用了更为严格的考核标准，主动劝退责任心不强，学习能力弱的低年资人员，以此从根本上改善基层队伍素质，为梯队发展提供了良好基础与土壤。

有效激励与可持续发展

适宜的绩效机制是人事管理工作中绕不过的一环。世界排名第一的美国梅奥医院选择将职工薪资完全与业务脱钩，采用协议年薪制。这两年国家为了控制医保基金负担，也在力推与业务收入脱钩的薪酬机制，但是缺乏绩效吃大锅饭而导致的推诿与工作积极性不高也是普遍存在的问题。我们还远远没有到达梅奥医院医生之间依靠精英竞争意识，脱离绩效反而能更好地为患者做出更适宜的医疗决策的阶段，相反，缺乏绩效考核往往意味着工作积极性的降低。

不过当前行业发展，大家也能看到与业务的强关联确实又会扭曲医疗决策，导致大处方等增加患者负担的行为。所以，我认为不论是公立医院还是民营医院都应该建立一套符合自身实践的、更为平衡的KPI（key performance index）绩效体系。

其实绩效是可以脱离业务收入并实现有效激励的，之所以有时没办法完全与业务脱钩是因为KPI统计与核算的成本太过于高昂，实践中往往难度过高。一套完全符合期望的绩效体系似乎都应该覆盖"职业效能、医疗安全、患者服务、科室管理"等几大综合维度的考评。

职业效能意味着应该具体到基于支出成本、工作量、工作难度等多个深入维度与数据的采集与评价。医疗安全应该考核到有效沟通、不良事件发生率、病历质量、归档时效、患者安全目标落实抽查情况等。患者服务的考核则应涵盖随访工作、预约率、诊间结算率、满意度调查等数据采集情况。而科室管理则应覆盖交接班、手术权限管控、梯队建设、耗材成本等等。

所以，可以预见的，要完全脱离业务收入的考核，实现对临床有效的激励并满足长期健康可持续发展的目标，其中最大的难度并不在与业务考核脱钩的决策，指标设计也算不上最为困难的环节，最难的在于要合理客观的评价临床工作需要的维度实在太多。采集相关数据，实现充分核算的管理成本在目前的信息化条件下显得难以支撑。并且过于复杂的机制难以取得临床共识，即使少部分人能够理解，但是要大部分人都充分理解并接受的学习成本是高昂的。

所以就当前而言，要保持有效激励，我认为保留适度的与业务收入相关的绩效还是有一定必要的。但是为了平衡发展，避免大处方的行为，我们实践中的做法是加入必要的限制性的KPI，并且应为临床建立起"学科成长推动业务成长"的正确理念。

基于上述理念，我认为现阶段应将绩效机制整体逐步转向以工作量为主，以业务量为辅的考核模式。要包含部分例如随访质量、诊间结算率等可提升患者服务感受、统计难度与成本也较低的奖励型参数，也要包含例如均次控费、病历质控等较为关键的限制型参数。由此逐步搭建一套适用我院的相对平衡的绩效考核机制，以实现可持续的发展。

综上所述，人才问题是一个永恒的发展主题。不论时代如何变迁，一个组织甚至一个国家是否兴盛，人才一直是个决定性的因素。

对于今天在人事管理上的问题，不论是行政队伍专业性的缺乏，临床梯队面对的短板，还是对基层基础待遇的欠缺，我们做了多种尝试与实践。应该说整体还是能够贴合实际，并取得了一定改善。

我们能够观察到在长期灌输"成绩是唯一标准"的观念后，在管理干部队伍实际行为上的积极改变。也能观察到基层基础待遇改善后，对于招聘工作的效率有了较为明显地提升。而职级体系的实施，为留住人才，改善带教意愿打开了大门。更为平衡的KPI机制，确保了更可持续的发展。

我想人事工作最根本的还是我们应学会主动承担更多的管理责任，学会真正地关心我们的同事，没有职工的安心与满意，则患者的满意亦无从谈起。而对于人事工作上的管理责任，有别于一般思维的是，我认为一个受欢迎且负责任的雇主机构不能简单地将管理层个人的良善视同为良好的承担管理责任。我举一个我院商业保险福利政策的例子。

我院前两年有过两例职工不幸生大病的情况，两位同事刚入职不久收入不高，家庭条件也一般，虽然有医保但是个人负担还是很重，于是家属自己和我们的人事帮忙发起募捐。我们管理层个人慷慨解囊，我们可以认为这是一种个人的良善，但是于管理责任而言我们应该在个人良善的基础上更多的思考怎么样通过机制型的设计，确保我院的每一个人在这种情况下都能得到比较好的托底式的帮助与保障。我们后来在医院政策范畴推出普惠性的覆盖全员的补充商保，帮助任何可能再次出现类似情况的同事能够没有后顾之忧就是基于对管理责任的担当与作为。我想这种主动承担管理责任的做法是我们在进行人事工作的时候最应秉承的理念与精神。让每位同事都能具备尊严与保障，是建立优秀组织与队伍必不可少的基础。

总的而言，我们相信在人事管理变革上，我们走在正确的轨道上。当然很多举措的落地在更长的时间维度是否经得起考验，是否能收获更大成果，则还有待观察。

第八章

专业医疗建筑

PROFES-
SIONAL
ARCHITE-
CTURE OF
HOSPITAL

第八章　专业医疗建筑

很多人看一家医院好坏，主要看大楼。看规模大不大，床位多不多，越大越多就认为越好，这是肤浅的，并且今天越来越多的人已经明白了这种观点是肤浅的。但是因为明白了只看大楼的方式是肤浅的继而认为医疗建筑不那么重要，这样的观点我认为同样是浅薄的。

应该说一家医院的水平与能力由多种关键因素所构成，医疗建筑的专业性是其中重要的基础组成部分。一家医院的大楼好坏确实代表不了其医疗水平，但是在今天良好的医疗水平一定需要好的医疗建筑。

现代医学仰赖多个学科的密切配合，以实现良好的诊断与治疗。学科精英除了仰赖自己的专业知识与技能，同样也依靠先进设备与设施。而这些设备与设施需要设计精良，复杂且完备的专业医疗建筑来承载。要想打造一家优秀的医疗机构，首先便需要我们在专业医疗建筑上投入足够的心力。

某种程度上，我认为医院建筑的气质和内涵便是其实际治理人团队的品位与内涵，而这份气质与内涵又将深刻地影响整体团队的面貌与精神。所以一家有自我追求的医疗机构，不论是刚开始筹建或改扩建，都绝不是简单地将工程这部分工作外包给某家有"经验"的设计公司，然后再将施工外包给某个建筑公司或装修公司，最后结算验收下，就以为万事俱备，就自认为可以拥有一栋符合期望的医疗建筑的。

优秀医疗建筑的打造需要符合自身实际的明确需求，需要基于实践的有益经验，需要眼界开阔的专业设计，需要严谨负责的施工团队，需要有人或有个团队能贯穿始终。也就是说我们一定要想明白在这个建筑里要干什么，以及想要在这个建筑里怎么干。

建筑最终是为人所服务的，只有深刻体会到这一点，设计需求才是会清晰的。而这部分的思考涉及自身医院学科的定位与发展理念以及团队喜好的差异，需要我们自己去解答，不是设计师可以替代的。

我院建筑与工程管理变迁

我们的第一代医院建筑与第二代医院建筑所处时间很早，那会儿并没有成熟的医院设计公司，可以说这两栋建筑从设计开始完全是出自爷爷的手笔。因为资源的匮乏，那会儿除了满足诊疗需求，成本控制是非常重要的考量因素。所以我院的第一代与第二代医疗建筑病房都没有独立卫生间，两栋楼都没有电梯，需要用担架抬着患者上下楼。不过当时普遍生活水平不高，也并没有人觉得不便。

三十年前医院感染管理的标准也并不完善，第一代医院的手术室根本还没有三通道的概念，放射检验等辅助科室也不像今天这样需要庞大的体量，主要设备也就是一台X光机。

我们在1995年拥有了第一台GE单排CT，并为此专门建了医技楼，但医技楼与门诊住院楼是相互独立的建筑，并且没有连廊相接。

用今天的标准回头看，这两栋在当时我们自己眼中堪称杰出的医疗建筑是简陋的。但是从这两栋老建筑上我们除了可以看到今天行业的进步，也同样能感受到创始人当时所付出的巨大心力。

我们的第一代医疗建筑是1986年开始建造，1988年投入使用的一栋四层圈梁建筑。主楼通过承重墙和水泥预制板搭建而成，那会儿还不普及框架结构，水电大多是明管明线，弱电的概念则根本还没出现。地面用的是水磨石，坚固耐用并且便宜。那会儿没有铝合金门窗，用的是自制木门与木质窗框。外立面则是别出心裁的混合了绿色玻璃碴的白水泥。手术室在一楼，配了当年流行的一体式空调。整体工程造价只有12万元，时至今日建筑状态依然良好，其中的水磨石地面，自制的木质门窗等依然是三十多年前爷爷主导下的作品，未曾改变。

1995年落成的第二代医院建筑已经是框架结构，混凝土现浇楼板的五层建筑。整体建筑强度上要大大胜于圈梁结构，并且承重墙的概念已经被弱化，对后期平面需求调整的灵活性有了大幅度增强。为了清洁与院感的更高要求，院内门诊与病区都采用了瓷砖护墙。手术室设计在五楼，基本符合三通道的要求。主体建筑的后方有了医技楼、食堂等辅助建筑，配套保障更完善了些。外立面通体贴了瓷砖，一楼门诊地面则是耐用的花岗岩地砖。

成本控制依然是重点，第二代医院建筑决算费用只有

55万元，但绝不意味着对质量有任何的放松。费用的控制主要在于对主材的严格把控，以及大量细节亲自倾力投入。其中一个关于爷爷的耳熟能详的故事是，他是一个"期货高手"，在期货市场与期货交易的概念还没出现的时候，他便能通过对大体行情的了解，从而判断混凝土钢筋等大宗商品的价格走势。他曾提前一年时间购买了所需的红砖与钢材并且直接付了款，约定好需要时再交付。一年后第二代医院动工，红砖与钢材的价格大涨，但建材老板苦于签了合同更重要的是已经付款，没有任何借口与理由不履行，只能将工程所需全部红砖如期运来。

2002年落成的第三代医院建筑是爷爷最后的作品，是他口中的再也不需要扩建的、相较以往体量大增、主体建筑规模达到了近两万平方米的专业医疗建筑。

其中放射科包含了磁共振、DR、CT等大型设备，并且不再是独立的医技楼设计，而是在裙楼之内充分地考虑了患者动线。检查的患者不再需要在建筑间转运并受恶劣天气困扰，大幅度改善了就医效率与就医体验。

同时第三代建筑包含了完备的供应室与手术室系统，并且开始采用彩钢板构建，院感管理水平与标准得到了大幅度地提升，三通道已经是基础的设计要求。值得一提的是我们在当时就拥有了百级层流的手术间。

住院系统方面，每个病房都开始拥有了独立卫生间。考虑到异味问题，爷爷把病房卫生间设计在了靠窗的位置。大部分病房在当时还是采用三人间与双人间设计，不过每层都设计了一个套房，所有的床位都安装了设备带，开始采用中心供氧与中心吸引的方式。隐蔽工程方面，弱电的重要性已经开始显现，只是当时桥架还不普及并且成本高昂，施工方式上主要还是通过PVC套管的方式来完成布线。

对于2002年落成的第三代医疗建筑，很多行业外的人可能只是认为就是体量增大了，医院还是那个医院，但从专业角度看，第三代医疗建筑对我院品质与效率的提升是里程碑式的，是我院真正发展成为一家现代化医院的重要基石。

不幸的是，在第三代医院建筑装修期间，因为过度辛劳爷爷中风倒下。父亲是临床型专家，虽然对医院建筑与装修具备颇多从应用上的观点，但是并没有系统性地了解学习过工程以及工程管理所需的相关知识，也缺乏相关实践经验。所以，后来发展中的这部分重担主要落到了小叔田纪斌身上。除了接过第三代医院建筑门诊大楼的装修工作，以及东阳分院门诊住院大楼的落成与装修，还有后来的金华分院的筹建与缙云总院新大楼的工程都是由他主要负责。

小叔在工程管理上具有相对丰富的经验，对各类主材以及分项的成本是比较了解的，并且在审美上有着良好的见解，我们的若干工程通常都能给人比较洋气的感觉。

但是因为小叔除了工程外并不负责医院日常运营与公共事务，加上性格非常温和，这使得在医院工程筹建整体统筹上有时力度是欠缺的。特别是在甲方代表与工程项目经理统筹能力薄弱的情况下，导致了一个比较大的问题，就是工期与筹建进程的不可控。这在金华医院与缙云总院新大楼的装修中都是一个尤为突出的问题。

我是在2020年正式接过医院工程的主要管理工作，并如期完成了缙云总院老院区的改造工程。需要说明的是，我并不是"零"基础的接过这部分工作，在统筹这个工程之前，我独立做过几处家装工作，以及青田分院的装修改造与集团办公楼的装修，还参与了江西分院的改造与缙云总院新大楼的深度设计。这些家装与工装，毛坯建筑装修与旧建筑的改造给了我充分的锻炼与成长机会，使得我对工程设计、隐蔽工程、各类主材以及施工管控等维度逐步建立起了自己的认知。

这些先前的经历中我也遇到了一系列工程中常见的问题。

首先，不论是家装还是工装，业主自己如果梳理不出明确的需求，设计往往无法真正完善，因而实际施工中必然会存在大量的临时性改动。过多的改动不但直接推高施工成本，拉长工期，如果没有相对完善的签证管理还会为结算时埋下大量争议与矛盾。

其次，在工程量的有效核定与单价的控制上是不容易的，在主材的选择与询价上亦需要耗费大量的精力，否则潜规则与套路是普遍的。高价未必意味着高质量，在业主方自己不够专业或未能请到可靠的专业代表的情况下价高质次反而是常态。

再次，很多时候为了节约成本，一个工程会分出多个小的分包工程。现场管理与统筹难度会显著上升，班组间也容易出现矛盾，但不这样做又会白白损耗大量成本。

还有，某些分包商会存在转包的做法与现象。这些分包商往往在专业上没有太高的能力，只是通过自身社会关系取得工程后抽取利润转而直接将工程倒手转包给下家。这种做法除了让甲方有个更为糟糕的工程质量，以及让最终接手的施工队通过偷工减料的方式以取得些微薄的利润外再没有其他任何意义。

所以我认为在医疗建筑设计、工程造价控制与施工管理三个方面都需要实现有效建树，才有可能催生出适宜的成功的专业医疗建筑。

当然，对成功的医疗建筑很多人可能还是难以完全理解与体会，认为只是设计与建筑的事，这里有必要再次强调，就像前文所言，好的人员队伍需要优秀的医疗建筑，医疗建筑同样需要契合自己的团队，两者是相互促进共同演化的关系。所以并不是无限制的投入，豪华奢侈的装修，极尽庞大的体量就是好的。

脱离自身发展与需求实际的，负担沉重的，即使聘请知名设计，即使投入巨额资金，即使拥有巨大体量，依然可能是失败的。这种状况下是称不上好的专业医疗建筑的。

我们应该永远明晰一点，建筑一定是为人所服务的，不单是来了又走的客人，还有在其中工作生活的人。

医疗建筑设计

不论是家装还是工装，不论是轻资产模式还是重资产模式，如果期望整体工程要顺利且符合预期，明确、合理且详细的设计都是第一步。对专业医疗建筑而言，尤为如此。因为只有拥有了详尽的设计图纸，才能出具尽可能准确的预算，在施工过程中才能尽可能地避免大幅改动。

"设计出效益"这句话今天为越来越多人所认可。我对此的理解是，良好的设计除了在使用中会给人带来更好的视觉与体验，改善动线大幅度提升运营效率外，在施工过程中对于减轻造价管控、进度统筹与工程监理及审计上的管理难度也有非常关键的作用。

我自己的几项工程经历中，如果说有什么变化，就是每次的新工程我都会将比以往更多的精力倾注在设计环节。

确立主导理念

要说工程的第一步是设计，那么设计的第一步我认为是需要确立主导理念。而这个主导理念需要经营人自己领悟，再通过设计师实现。主导理念是围绕"领导面子"还是"患者感受"，是注重"专业效率"优先还是"商业价值"优先，最终成型的设计图纸是完全不一样的。

以领导为中心的主导理念与设计偏好，往往容易出现在关系型社会与组织。通过人际关系的疏通便能获得大量资源，这在经营中占有相对优势的时候，相对容易使人忽略产品与服务的打磨。在这种导向下往往会出现巨大的领导办公室，以及宏伟的大堂。但是对专业效率上的思考与患者感受方面的改善则容易缺乏深度与温度，变得平庸且乏善可陈。

而"专业效率"与"商业价值"间也存在需要平衡博弈的地方，有时更好的专业效率或对商业价值空间的释放存在一定的挤压，而另外一些时候专业效率与患者感受在某些场景下也会存在冲突。这里我举三个具体的例子。

在我们新外科大楼的设计上，早期对于阶梯式学术报告厅是放在顶楼还是放在一楼曾经是存在较大争议的。当前国内医院建筑设计惯例通常是将学术报告厅设计在顶楼，主要的考量是在顶楼要求的层高比较容易实现，土建成本相对更低。同时一楼的宝贵空间能够释放出来，满足更多高频需求。

不过考虑再三，在突出学术与专业效率的主导理念下，我依然还是决定将学术报告厅放置在新外科大楼的一楼。有三点具体考量。

第一，新外科大楼裙楼的一二层面积比较大，原设计方案在一楼的空间中设置了非常多区域与功能，导致动线复杂，并且中间区域采光很差。如将学术报告厅设置在一楼中心区域，首先报告厅并不需要采光，其次剩余功能区如入院准备中心、住院药房、供应室、配套小商业等功能区可围绕报告厅展开，动线一下变得简单清晰。对患者与家属访客而言不存在岔路，即使没有标识的情况下也绝不会迷路。

第二，学术报告厅这种使用频次并不算很高，但是每次使用人数多，短时间集中流量巨大，放置顶楼会对电梯厅垂直动线造成巨大压力的情况，放置在一楼则能显著避免这个问题。

第三，学术报告厅设置在一楼这种宝贵的空间，某种程度上更能体现对学术的重视。并且我们通过阶梯报告厅区域楼板下沉借用地下车库50厘米的方法，没有过度增加一楼层高的前提下，用最为节约的成本实现了层高超过5米的阶梯式学术报告厅的设计。

这是专业效率理念主导下与商业价值平衡的一个案例。

从今天看来这个设计观点我依然认为是恰当且符合我们

自身实际的。

第二个例子是在我们老院区改造工程中关于门诊诊疗中心布局的争论。我们将具备二次候诊区、诊室与治疗室三个主要功能为一体的设计概念称之为"门诊诊疗中心"。具体布局时父亲的主导理念是"临床效率"优先，而我在这部分区域的主导理念则是"患者感受优先"。

这对于相邻诊疗中心治疗室与候诊室位置的设计上就出现了争议。父亲一开始并不在乎是否具备二次候诊区，但非常坚持两个相邻诊疗中心应把治疗室设置在彼此隔壁，并且打通，如此治疗室更大，两个诊疗中心还可以共用治疗设备与护士力量，临床效率高。我则认为二次候诊区的存在十分必要，同时与治疗室的位置设计应该首先考虑与患者主要通道入口的距离，以此最大程度优化患者动线。

这个争议最终以"患者感受"为主导的设计理念获得了更多董事会票数的支持，我们在后来的深化设计中还加入了二次候诊区的茶水间与导医台，投入使用后应该说这个设计也是在实践中获得成功并取得了广泛认可的。

第三个例子是关于住院系统是三人与多人间为主还是单人与双人间为主的选择。目前公立医院的设计因为床位的短缺以及基本医疗兜底的功能定位，选择三人间与多人间是必然的。少数高端私立机构面对高净值人群选择单人间与套间也是明确的。不明确的是同样面向医保，并且是行业占比大多数的民营医院如何选择。

曾经在一次行业会议上，听了一家北方非常知名设计院的案例演讲。他们的主导理念就是民营医院的建筑要最大化使用效率，最小化投入成本。这个主导理念出来的结果就是病区全部是三人间甚至四人五人间，两万平方米体量的医院我们正常放置最多不超过280张的床位，他们的设计可以塞下500张。也许北方人口聚集程度很高，能够适用这个理念，但是从我们身边的实践来看，我认为这个主导理念是不适宜的。

我们的新大楼住院系统设计的主导理念是注重患者感受。其实民营医院不太会存在公立医院般床位极具短缺的情况，真的住满加铺的时候不如采用加快周转的策略。所以我们的新大楼每个病区只有一个多人间病房，其余全部是单人间与双人间。

新大楼单层面积要显著大于原有住院大楼，但是床位数还变少了，不加铺的情况下每个病区只有39张床位，是小病区。这样的设计虽然看起来建筑的单位面积效率变低了，并且护理与值班的单位配套成本似乎上升了，但患者体验与感受的提升亦是显著的。

这也符合欧美国家医疗机构的主流理念，在发达国家的医院几乎不存在三人间。行业研究显示，单人间更利于患者休息，双人间则可满足住院患者交流与相互鼓励的需求，但三人间与多人间会显著地影响患者休息，在设计中并不值得鼓励。

通过这几个例子想要说明的，即不同的主导理念在同一个事情上对最终的设计方案的影响是方向性的。在专业医疗建筑上，今天的设计以患者为中心的理念，充分考量患者的感受，重视专业效率已然成为新的主流。当然不同定位，不同阶段主导理念未必全然相同。重要的是，我们都需要在开始的时候依据自己的经营思想与实践经验，找到属于自己的主导理念，并清晰地传递给设计师。

尊重设计流程与各自专业

当具备大体的主导理念后，梳理明确的设计需求，出具设计图纸便是下一步的重要工作。具体要开什么科室，需要哪些功能配套，各个科室放置在什么楼层与位置更为合理，每个科室的面积与分区应该是什么样的，这些需求首先会被整理到平面图中。如果对新建筑有自己的高标准追求，则这个过程一定是漫长痛苦的，充满冲突与矛盾，又时常推倒重来的。在这个环节上我的最大感受是务必一定要尊重设计流程，并且尽可能养成较为严谨的书面沟通习惯。

通常对于设计图纸的出具步骤，一定是平面图确认之后出具效果图，确认后再出具施工图。但由于不是所有人都有耐心去仔细地审议图纸，更多时候很多人看不懂图纸，也想象不出可能的样子，这就导致在平面图阶段提的需求与观点经常是不成熟的。

我们先前也出现了平面图阶段马马虎虎过去了，在施工图阶段对布局要求做大幅度改动的情况。虽然有些改动看着只是将某个板块从东面移到西面，但在施工图阶段的这种调整意味着消防、水电、弱电、暖通等所有管路与点位全部重新调整，对设计师而言是痛苦且崩溃的。

同时未经周全思虑，想到个事情与点子就去要求改动设计，虽然为顾及甲方面子大部分时候设计会按要求改动，但是次数频繁了以后，设计也可能会滋生厌烦情绪，索性全然抛弃自己的观点与责任，甲方不提就不改不优化。而如果图纸存档的习惯还不好，最终可能连哪份图纸是最新版本都搞不清楚了。

所以充分尊重设计流程，养成良好的习惯，将自己的观点思虑周全再行表达，对设计图纸的顺利出具有重要的意义。把一段时间内想到的要点都记下来，除了与设计师面对面的沟通，将自己的变更意见都用联系单的形式做好书面存档，按照批次来进行调整，并且务必要将每一版图纸存档标题都做好时间与版本的备注。

　　尽可能在平面图阶段就投入足够的心力，广泛地咨询科室意见，并将所有意见有效过滤后统一反馈。在效果图阶段，尽可能明确主材的选择，避免大面积的选择饱和度过高的配色，那会让整体看着很"土"。在进入施工图阶段后，就应尽量避免在平面上的调整，而应对地面、立面、顶面设计的具体材质及方式以及隐蔽工程的点位进行充分审议并给出合理的调整建议，以便后来能够为出具更为准确的预算方案做好基础。

　　最后，设计当中务必应尊重各自专业，要让科室充分参与但又不应被科室自行主导。我们应找到自己的主导理念，在有些细节上可以提出明确的建议与想法，但要注意不应该以甲方地位过度地干预专业意见，同时对缺乏全局观的科室意见应进行适度过滤。比如部分科室会天然地从自己角度出发，对自己办公室的大小与舒适度过于在乎，而忽略了业务的流畅性与相邻科室空间的合理性。

　　在我主导的工程设计管理中，几乎所有的科室意见都要先经过内部汇总与整理，形成统一意见后再由我一道与设计师反馈商议，最后才会出具新一版的图纸。

　　而我除了与自身原则明确相左的意见外，大部分时候是完全秉持尊重科室专业意见的立场。通常我会将科室意见提炼出具体观点，向设计师反馈，亦尊重设计的专业意见，对具体细则不做过度干预，从而保持设计师在全局上良好的专业把控。

这种收集过滤统一反馈的做法除了专业上更为自然流畅，还有一个好处即是我作为这个工程的主要负责人，从头到尾的沟通经历会让我对大部分的设计细节非常熟悉，使得在后面的工程造价管控与施工管理中可以大幅度地提升管理效率以及施工现场的决策速度。

工程造价管控

落成一栋专业医疗建筑，对造价上的管控我认为是继设计之后，最为核心的工作要素。控制造价并不是说要无原则的以偷工减料的方式省下成本装到自己口袋，而是对不该花的、虚浮的、浪费的成本要严格控制。以此，才能将更多的资源与资金倾注到需要的地方上去。

专业医疗建筑的投入可以是无底洞，如缺乏良好的造价控制，医疗建筑投入运营后，极有可能一开始就让机构与团队背负上沉重的负担，而在需要的长项上又显得支撑不够，这有时直接决定了一家机构是否能得以生存。

对于实现工程造价的良好控制，主要的挑战在于如何找到诚信可靠的合作伙伴，并且要做好方案与主材的把控，因为工程的套路实在太多了。

首先消防、空调、弱电、气体等隐蔽工程都是由专业公司来实施，即使全部交予总包单位，实则一定也是被再分包出去，并且往往价格昂贵专业性又未必好。而甲方直接分包，对供应商的选择通常通过招投标的方式，然而实践中串标围标的现象又是常见的。我们先前的工程就出现过，有人故意放风说某某关系很好意向已定，劝说其他潜在竞争对手不要参与，或者约定共同价格等情景。而由某些部门主导出来的标书，复杂且偏离实际，最终中标者十之八九也是被内定的。

还有些承包商虽然没有参与围标，但会采用低价中标的策略。看着总价不高，却故意将方案拆解得非常复杂，里面有大量漏项，最后采用大量增项来实现超额利润的做法。这些都是在寻找确认承包商阶段经常会遇到的挑战。

对此，我尝试的应对做法是，第一，收回部门权力，不再出具统一标书，通过广泛公示，由分包商根据具体图纸自己出具方案，避免围标。我们丽水工程的隐蔽工程谈判我就采用了这种做法。空调与弱电最终都有将近20家专业分包商报名，每家公司通过自己对现场的勘查与对图纸的理解，出具方案，并向我方团队做出解释。我会询问每一家公司的方案特点，此过程中会有大量有益信息通过询问透露出来。专业承包商为了在如此激烈的竞争中中标，不但需要压低自己的单价，还要将方案进行优化才会在整体上保有竞争力。

比如一些公共区域的空调设计大部分公司按照200W/m2的单位冷量进行配置，有些务实些的配150W/m2的单位冷量，还有些区域则根本没有必要进行配置，以及室内机与外机的功率配比，与主机放置位置带来的铜管长度差异，这些方案上的优化最终在总价上的影响要远高于单纯压低单价。

再如弱电，早期设计一个病房配置6根6类网线，而在逐个约谈的过程中，我们逐渐意识到1根就够了，无线AP则可采用更好的方案。如此，总价上的差距是非常巨大的，因为不仅节约了大量的网线，还有割槽铺设的人工成本，以及每个点位后面所需的交换机端口数量。而这种方式下围标几乎是不可能的，一来几家公司一模一样的方案清单显得太显眼，二来公司多到我自己都分不清谁是谁，根本没精力一家家磨价格，围标串标的做法极有可能第一轮次就会被全部淘汰。

第二，谈判过程方案可调，单价只准报一次。我认为这个观点是反常识的，很多时候大家谈判习惯就是不论最终多少钱，最后都要跟一句，"还能再便宜些吗？"更有甚者将参与投标的部分方案与报价透露给另一些投标者，然后说比这便宜就给你做。这种做法实际上会让所有投标者都有意去隐藏自己真实的底价，因为他必须要留足空间才能应对后面甲方这些变数。我偏向采用更为简单直接的策略，就是单价我要求只准报一次。很多人并不适应这种做法，但只要有足够的人参与，想着预留价格空间的投标人会在第一轮次直接被淘汰，而具备诚意的报价会被直接指定。

这种简单明快的做法，本质上大幅度地削减了中标者的投标成本。同时鼓励决心参与的投标人从一开始就不要想着在方案上预留报价空间，因为不存在再降的机会，不能一次放出价格极其容易被淘汰。一次两次以后多数人就能真正理解我们的风格与游戏规则，使得我们不但更容易获得底价，也节约了大量的谈判精力。

第三，对低价中标的策略采取有效反制措施。低价投标的套路，对没有能力与耐心去深入审议方案的甲方而言，非常具有迷惑性。看起来投标方案总价要明显低于整体水平，但是如果真的细致拆解出来看，有两个主要特点，即大量的缺项与高昂的综合单价。一旦甲方代表在施工过程中监管能力和水平跟不上，在后期就是大量的增项，并且难以核减。因为这些增项确实存在，同时早期协议合同上单价也签字确认了。当然有些更为过分的，还会有工程量的虚增，对原协议中有些变更导致的减项又不主动扣减的做法。这些现象几乎每次工程都会或多或少的存在，而且甲方越善良越好商量，这种情况会越严重。

针对这种现象，我在丽水医院工程的所有协议中加入了一个新的条款，用以反制恶意低价中标的做法，即："要求乙方提供的方案要满足所有设计需求，除甲方要求的变更需求外不再为增项签证，同时甲方变更需求所导致的减项应予以扣减。"充分的告知，并严格的履行这个条款，可有效规避恶意的低价投标行为，同时促使各承包商仔细审议图纸，出具负责任的预算与方案。

第四，如果具备条件尽量选择全流程工程咨询服务，并亲自审议施工图。选择可靠的口碑良好的工程咨询公司，基于甲方立场，在预算、监理、验收、结算、审计等环节充分参与，对具备一定体量的工程项目而言，这部分的支出是十分必要的。如果已经有明确且细致的施工图，站在甲方立场所出具的造价控制预算书是非常具有参考意义的。当然如果期望更进一步，我们最好能亲自审议施工图并对预算书逐项核对，因为对于图中的一些细节，有时有些具体的分包项划分造价师是未必清楚的。我在丽水的预算书中就发现，应该归属于放射科专项屏蔽工程的电动铅移门的费用被放到了装饰预算中，这一项就高达二十多万。所以我们主要负责人自己能对设计非常熟悉是管好一个工程的基础也是关键。

第五，在主材的选择上要多花精力，做到心中有数。石材、地砖、石膏板、各类护墙板、洁具、柜子、门、PVC、木地板等主材务必要多挑多看多询价。一个价廉质优的工程，主材是否选到位，占了成功的一半。同样的大理石不同级别价格可以相差数倍，石膏板有防潮的与普通的，用法也不一样，地砖更是五花八门，各类护墙板材料、价格、防火等级大不相同。主材首先不能用错，比如在需要防滑的地方采用抛光砖，或者在需要防潮的地方使用普通石膏板与普通的乳胶漆，需要用甲级防火材料的地方使用乙级的护墙板，后果都是灾难性的。其次到货的主材应予以必要的核对，应与样品一致，将劣质或者低级别主材替换送样的现象应该已经不常见，但也不能说不会出现。最后，主材的选择没有捷径，没有特别的方法与技巧，有的只有多看多学多比较。

施工管理要点

在具备细致的设计，完成明确的预算以及敲定施工队伍后，施工管理的能力决定了是否能在预期的时间，以可靠的质量，用可接受的成本实现设计。专业医疗建筑相对一般民用建筑，除了多个常规工种外还包含了手术室、放射科等特殊专业区域，在衔接与配合上难度要更高些。就我自己总结的经验，在施工管理等过程中我主要通过三个关键举措来实现对各个工程队伍的良好管控。

第一，设计并真正落实黑白名单制度，对优质施工队伍实行长效激励，对不符合原则的行为严厉制约。我主要从施工质量、进度统筹、现场管理与造价诚信四个维度展开。

在工程质量上的观察应该从隐蔽工程阶段就开始。从吊顶的吊杆是否牢固，到防水是否符合要求，再到表面上的油漆工序是否符合标准，洁具的安装是否到位，瓷砖与大理石的铺贴是否存在空鼓等等，甲方代表与监理皆应予以负责且细致的抽查工作并做好记录。

在进度统筹上，不一定需要一味地压缩时间，但一定要符合预期。对于各班组的阶段任务与进度计划，我通常会要求严谨谋划并留有变量空间。也就是说如果认为自己有把握三周做完，最好多预留个几天。如出现变数及早沟通，绝不接受到期未完成并将原因归结到任何第三方的行为。这跟很多人的做法是不一样的，有些人喜欢故意隐藏自己的预期与计划，并提出一个偏离实际的被压缩的时间计划表，以此期望让施工队伍能够"赶"起来。他们认为将合理的预期与计划放出来，会被人知道"底牌"从而变得拖延。实则这种逻辑我认为是非常幼稚且缺乏实践的。

符合预期的进度，仰赖良好的统筹。好的统筹意味着，各个工种的有效配合与所需主材的提前分批到场。要做到各工种的有效配合与各类主材的有序进场，就必须依靠实际且准确的进度计划表。这个计划表要能够在轨道上真正的履行，最为重要的就是要加入变量以及严格履行承诺不得推脱责任，而一个虚假的不切合实际的计划表只会造成统筹的混乱。

在现场管理上，主要在于物资物料要按照指定地点堆放，定期清理以及良好的施工安全管理。我们不能够指望工人能够自发主动地将进场的物资都堆放在固定地点，使得现场都是井井有条的，并且都有足够的安全意识，目前肮脏与混乱还是我们大部分工地上的常态。所以好的现场管理不但能尽可能避免出现伤害事故，实则对工程进度与工程质量也有非常大的好处。将物料都堆放在指定地点，便于管理查验，主要作业场地更为清爽。每个班组每天都将自己作业产生的垃圾清理掉，一个干净的现场更容易查验到一些细节上的质量问题，便于早期低成本的改进。现场管理难在意识，而非成本或要求本身。

至于造价诚信，主要在于在整体施工过程中，所有的有效签证，以及最后的结算报告需要及时有效的核验。我个人非常厌恶结算报告提交上来了，然后坐下来大家讨价还价。一个讨价还价的过程，我认为反而容易使造价变得虚高，会使之变得对施工单位而言是低成本高收益且必要的行为。因为有的没有都先报上来，反正能审的审些出来，最后还要磨一磨，没点空间也不好应对，而溜过去的就变成了多赚的。

通过以上这四个维度的管理与考评，我们用了一套配套的奖惩机制用以形成有效的约束。相关承建商如果四个维度都符合院方期望，我们则会考虑纳入白名单管理作为战略合作伙伴。在拥有白名单承建商上的分包项目上，我们原则上新的工程这一项就不再通过招标而直接指定给战略合作伙伴继续承建。而如果四个维度上有任何一个维度突破了底线，比如结算造价虚高超过正常的20%，或者显著脱离进度预期，或出现严重的质量问题，或出现未经甲方书面许可的转包行为，则我们会考虑将相关公司纳入黑名单管理。对进入黑名单的公司，原则上不再继续结算，并且在未来的项目上不论提供什么样的报价方案一律禁止继续合作。以此通过长效的激励与严厉的制约来筛选引导各个供应商承建商合作伙伴，以期真诚合作，规避妄念，把事办好。

第二，良好的施工管理需要我们保持充分了解，做出快速决策。一个工程从设计进入到实际施工中，现场一定会出现之前未曾料想的变数与情况。比如有根大梁忘考虑了，哪里尺寸出现偏差了，或某个当时的设计深入到现场感觉不恰当了，都是再正常不过的。但是这些调整与变化，不但涉及增减项，直接关系到造价，并且现场变更设计，流程上是需要授权的。所以如果甲方主要负责人喜欢推卸责任，一味的要求按图施工，则最终很多细节未必是适宜的，甚至会留下问题与隐患。而如果不推脱责任选择变更，则务必要保持对现场充分的了解，否则一个决策拖很久会严重地干扰到整体进度。

我的一个心得是，业主单位代表应该要与监理单位、施工单位项目经理几个角色一同具备一个基本素质，就是要在现场将"白鞋走到黑，将黑鞋走到白"。我并不是想调侃施工现场的灰尘，想表达的意思是几个主要角色的负责人都应该要足够的勤快。只有保持了这种勤快，才有可能对现场在进行的施工任务足够熟悉，只有足够熟悉才有办法在每周工程例会上对各班组提出的问题做出快速而准确的决策，只有快速而准确的解决进度中的各种问题，整体的施工进度与质量才有可能得以有效的保障。

第三，强势地关注细节，制造严谨高度秩序的"场"。一个插座面板高几厘米或稍微歪一点确实不影响使用，也称不上什么质量问题，但是我管辖下的工程对这类细节我是特别重视的。我认为作为一家优秀的医疗机构，严谨是最基本的要求，而一栋优质的专业医疗建筑就应该在无形中向身处其中的所有人营造这样的高度秩序的"场"。所以对于所有的面板高度必须是统一的必须是水平的，甚至面板后面的套管与线路也应该是完全垂直的。立面上的任何标识，顶面上的所有灯具都应该使用激光水平仪来定位钻孔及安装，做到视觉上绝对的直线。它们的误差都应该小于3个毫米，因为超过这个精度我们的肉眼就能察觉。要真正做到这一点非常痛苦，但是做不到这一点我也会感觉痛苦。

综上，从设计到施工一栋专业医疗建筑的落成要耗费大量的心血。但是，这些心血从来不会白费，它会融入建筑，为后来的团队展现时人的理念与追求，最终成为一个机构的气质与内涵。

一家优秀的医院，人才是决定性的，文化是决定性的，建筑实际上也是决定性的。为其投入足够的心血，而非只是豪气地挥洒资金，最终专业医疗建筑会承载起临床优秀的专业效率，良好的患者体验，以及机构的跨越式发展。

第九章

信息化探索

EXPED-
ITION OF
HOSPITAL
INFOR-
MATION
SYSTEM

第九章　信息化探索

今天如果说不同行业间、不同机构间存在什么共识的话，我想必定就是对于信息化与数字化的建设都是极为重视的。

经历了互联网+的浪潮，进入毋庸置疑的移动互联网时代，云计算，大数据与AI的崛起，所有人都能感受到科技的力量以及通过科技对传统行业的渗透与改造所带来的那种升维式的竞争优势。好的信息化已经不单纯是显著地提升机构管理运营效率，今天数字化基础对于业务决策也起到了极为关键的作用。线上线下贯通的实时高密度数据连接则塑造了一个又一个行业的新业态，甚至深刻地改变了整个社会的风貌。

应该说，医疗行业的信息化起步很早，作为知识密集型行业，精英化程度较一般行业要高得多。国内大部分医院在二十年前就已经陆陆续续通过PC完成了基础的业务无纸化进程，要远远领先于诸如餐饮物流等行业，并且普及程度之高业务渗透之深也是远甚于一般行业的。

在今天任何医院如果脱离HIS（hospital information system）、LIS（laboratory information system）、PACS（picture achieving and communicating system）这几个基础系统都没有办法正常运转。而经年累月，很多大型医院通过不断完善引入，甚至分化出了数百个小系统以满足各种各样复杂的业务需求。

然而吊诡的是，在今天医疗行业可能又是互联网化智能化程度最低的行业之一。近几年就我个人观感，医疗行业的整体数字化与智能化程度要远远落后于物流与餐饮行业，更不用说本身就在潮头的TMT行业与电商行业。医疗行业中只有些大型的公立医院与小部分实力强劲富有远见的私立医院经过巨额投入，在院内系统与互联网医疗上稍有些建树，其余大部分基层医院信息系统不论是理念还是技术都是陈旧的。大部分人空有"信息化非常重要"的认知，但实际工作无从下手。

与餐饮业与物流业相比，今天即使是三四线城市的小饭馆扫码点单手机支付也已经非常普及，我们五线县城的小区快递也完全实现了自助扫码智能系统自动出入库，几乎所有业务都可以在手机上完成，更不要说有些大型的物流中心已经实现了机器人完全的自动化分拣。而与此同时大部分基层医院诊间扫码结算还要用"最多跑一次"改革政策硬推，再辅以指标考核，医院花费九牛二虎之力方才慢慢展开。

虽然近五六年有非常多带着互联网思维的创业公司投入到医疗互联网+的创业大潮当中，但是成功的非常少，甚至有不少融到了巨额资金看着活得也不错的公司，其现状与早期的预期相比也是大幅度的偏离。不仅没有实现颠覆，甚至创新也只是在诸如网上预约挂号以及轻问诊等医疗行业浅层业务上有所展开，对更深层的业务则即使如"阿里健康"与"犀牛"这样的背景强大资金充裕的公司在探索中也遭遇多次的折戟沉沙，迟迟没有质的突破。

当然医疗信息化产业从局部发展上看，近年也取得了很多突破与创新。特别是在AI领域，影像的智能诊断对肺结节与肋骨骨折等简单病种已经非常精准，以及智能随访在医院的实践应用中也获得了良好的效果，甚至未来感颇强的手术机器人与术前规划等应用系统也取得了跨越式的进步。不过这些进展依然掩盖不了一个问题，即先进技术的普及昂贵且缓慢，医院基础系统一直没有根本性的跨越，新概念很多，但相对来说当前大部分医院的信息化水平还是处于行业性落后的状态。

为什么处于先发的医疗行业，当下的整体信息化水平会比不上后发的餐饮与物流呢？

追求互联互通的背后是不联不通

我认为可能行业最为重视的信息化评级HIMSS（Healthcare information and management system society）评价标准或许恰恰可以说明症结所在。HIMSS标准分为0-7级，从0级完全没有部署LIS、PACS等基础系统，到7级具备真正理想化的电子健康档案。这其中各级评价最为显著的评判标准大体可以归结为各个院内系统之间的互联互通程度，最高的7级所谓理想化的电子健康档案则不仅是院内各个系统间的互通与闭环管理，还要能够支持同院外的信息互通与共享。

所以我们只需要换个角度去看，行业协会如此强调互联互通的背后，实际上存在着一个简单而痛苦的现状，就是具备先发优势的医疗行业信息系统，在基础信息系统间实际上是"不联不通"的。以至于需要院方付出大量的投入与资金去用接口的形式将各个系统整合打通。而这个过程中院内院外的互联则显得更为困难，除了接口的问题，常常还要考量数据安全。这实际上极大地阻碍了医疗互联网+的发展，因为与院内数据的互通，在实践中除了技术开发上的障碍与难度，还存在大量人际关系上协调与沟通的成本。这就是为什么餐饮与物流业很多在今天这个移动互联网时代中已经非常成熟的一些核心场景上的先进应用，在医疗行业实践中实现起来会是那么艰难的原因。

举个最简单的例子，网上预约挂号。曾经有很多类似"微医"的创业公司做了网上挂号与手机挂号，但很多人未必了解的是，实际上网上预约系统或者预约挂号App的开发难度与开发成本并不算高，真正困难的还是与医院院内系统间的协同与对接。因为具体的号源需要院内科室在系统中进行排班，挂号平台才能通过接口获取这部分信息，同时用户在网站或手机上预约后还要将这部分数据写回到院内的排号系统，医生在出诊的时候通过叫号系统才能最终完成业务。然而基层医院往往采用不同厂家的HIS系统，很多HIS系统中这部分功能需求根本不完善，有些甚至压根没有采取电子化的排班，还有一些则需要高昂的接口费用，实施过程中还未必会配合。如此一来不论挂号网站预约平台做得多好，在实际推广过程中最终的实施成本可能远高于想象，同时实现效果又大不如预期。

而餐饮业则根本不存在这个问题，因为餐厅的基础业务要简单很多，很多公司在开发设计核心场景应用的时候，直接提供了全套的基础系统，不需要与其他厂家配合做复杂的接口。我们取号后手机便可以随时查询前面还有几桌，甚至快到号的时候系统还会自动提示你。这样类似的场景如果应用到门诊预约就诊与检查检验的预约与候诊当然可以大幅度的提高患者的科技感受，并且提升整体运营效率。但大体便是因为基础系统的复杂与高昂的互通成本，导致在这部分场景上大部分医院即使能够做到网上预约，但实际的等候体验还是远远不如一些餐厅。

移动互联网时代当然不只是这一个预约与等候的场景。其实大量具备互联网思维的创业公司，针对大量的场景做了很多创新，但是最终进入医院的时候都逃不过这个问题，就是先进应用如果期望获得良好的体验，是需要基础系统来支撑的。否则所谓的互联网+以及互联网医疗的各类场景都将是无本之木，无源之水。

而当下医院的基础系统，因为医疗行业的高壁垒以及传统信息化厂家的惯性与板结的利益关系，要对这些互联网医疗的创业公司一下子起到良好支撑作用，显然在主观与客观上都存在障碍。

传统信息化厂家发展到今天有个难以校正的问题，就是其业务收入的现金流很大程度上要仰赖系统间的不联不通，这与今天很多互联网科技公司是显著不同的。传统医疗信息化厂家的收入主要来源有三块，系统销售、定制开发与接口费用。接口费用是在实现系统销售后较为稳定的"现金奶牛"。

因为行业的特殊性与种种原因，目前为止传统信息化厂家还难以像互联网公司那样通过流量的获取与变现的方式来取得利润。所以传统厂家通常不是通过优化系统取悦用户，而是经常要通过系统间的摩擦来制造障碍，这样医院用户才会愿意拿出资金去更新接口。这是今天这个时代中极少数能通过让用户不爽的方法来实现利润的产业。

所以恰是因为医疗行业信息化的先发基础，导致早期技术积累下来的基础系统越来越复杂冗余。系统间不互通，有技术上的问题，也因为传统厂家因循守旧的利益模式，导致自我革命的动力薄弱，改革代价高昂，最终变成基础系统对先进应用对互联网+的场景支撑能力差，互通成本高，先进的应用与场景无法有效展开，导致社会上普通人会感觉医疗行业整体信息化水平跟不上TMT行业的主要原因。这就像科学的发展，基础科学如果取得跨越，应用科学自然百花齐放，基础科学如果停滞不前，应用科学的天花板便难以突破。

当前医院基础系统的主要问题

当前的医院基础系统我们主要概括为HIS、EMR、PACS与LIS，在此基础上又衍生出了体检管理系统、合理用药管理系统、临床质控系统、临床路径管理系统、手术麻醉管理系统等等大大小小的独立系统，有些大型公立医院甚至可达数百套之多。我们说医疗行业信息化程度感觉这几年相对落后了是因为基础系统对先进应用的支撑不够。那么基础系统主要存在哪些问题，又为什么以至于此呢？

我认为主要存在三方面的问题。

第一，传统厂家的基础系统数据结构化程度不高，同时又因为医院业务的超多需求，导致系统间的割裂。我们如果一定程度了解医院信息化的发展史，就会发现今天的HIS系统在早期实际上就是一家医院内信息系统的全部。这从系统的命名（hospital information system）当中也可看出，理论上电子病历、手麻系统、检验系统等都应该是HIS系统中的一部分。但由于HIS的起步实在太早了，西方国家在上世纪60年代便开始建设并普及，而我们国家在80年代也已经开始发端。那会儿的技术架构今天看来是古董级的概念，在数据库的建设上结构化程度很低，大多记录信息是以文本形式存在的。同时因为行业的不断发展，需求不断增多，早期的HIS系统慢慢无法满足医院用户需求，故而其中很多基础板块的功能催生出了很多独立业务系统，PACS、LIS、EMR等主要业务系统就是这样成长起来的。这些新的独立系统在实现的功能与效率上要大幅度优于原有的由一家公司开发出来的HIS。

随着信息化时代的全面来临，这些公司与系统百花齐放，HIS系统虽然也经过几次换代更新，但考虑系统彻底替换的成本与用户的使用惯性，大多只是不断增加功能需求，优化更新，没有本质上的蜕变。考虑到医院的超多需求与业务复杂性，即使业内出现了更好的新技术新架构，大多数信息化厂家为了求稳，通常还是用熟悉老系统的班底来设计新系统，甚至很多时候只是用新语言将老系统重新再写一遍。因此而来的，也是让今天各个医院都感觉痛苦的问题，就是每家公司每套系统都有自己的理解与自己的标准，加上不断堆叠的新需求，代码量越来越多，系统性能与效率越来越差，底层结构化程度低，数据口径没有统一标准，互相之间的割裂也越来越显著，开发接口的成本与难度无疑也会越来越高。

对于这个问题现状，我认为面对今天三级医院庞大而复杂的需求，几乎已经没有哪家公司能凭借一己之力重新做一套"大一统"的医院信息系统作为划时代的新产品，以取代已经存在的数百个小系统。并且以当前主流基础系统薄弱的结构化程度，即使具备了良好的算法，也难以支撑实现好的AI应用，我个人猜测这可能也是诸如Google health与IBM watson等项目经过巨额投入，在逻辑与算法都非常优秀的情况下，依然难以获得预期进展的原因所在。

第二，大部分传统厂家C/S（client/Server）框架下交互糟糕并且缺乏更新。早期的传统HIS厂家与开发团队并没有区分"前端""服务端""产品""测试"等今天互联网科技公司常见的岗位分工，常常存在前后端一人兼任的情况。有些公司虽然存在"产品"岗，但也不过是调研反馈一些业务需求，并没有真正的设计与规划能力。这样背景下做出来的系统实际上交互主要遵循的是工程师逻辑，不符合一般用户的自然直觉，体验感往往是糟糕的。这也是为什么这些To B的系统往往需要长时间培训而临床还常有抱怨的原因。

这与大部分互联网公司对于交互表现出来的极度重视是完全不同的，这种差异很大程度上或许来自医院系统使用者与采购决策者是完全分离的状态。不像任何To C的系统只要交互不好用户即弃，在行业专业系统上，几乎任何医院的一线使用者都存在过对自己医院信息系统的强烈抱怨。但是往往除了一些不得不做通的业务流，对于交互上的问题多数公司是视而不见的，因为一线用户是无法脱离系统的。

而C/S的框架虽然在一些弱电系统老旧，内网带宽以及电脑硬件落后的医院实践起来或有些优势。但每次更新迭代意味着每个客户端都要下载更新，重新安装应用，相对麻烦。并且与互联网科技公司对系统以周与月为单位的更新频次相比，传统医院系统几乎是不更新的。

从这些现象可以看出，传统信息厂家更着重渠道与营销而非个人用户感受。对于核心基础系统实际上是缺乏细致打磨的，更新的频次相对于互联网产品而言要低得可怜，如此，拥有糟糕的交互体验也就不足为奇了。

第三，基础系统厂家在对新一代系统的开发实践中，要么过于保守，要么太过激进。今天很多基础系统厂家都清晰地感受到了当下发展阶段的问题，其中的佼佼者对未来也早已有深刻的思考与行动。目前，处在行业前列的各大信息化厂商都逐步推出了自己的以电子病历为核心的新一代云HIS系统。但是实际推广与部署中，至少我接触到的，要么因为新系统成熟度太低，bug过多，缺乏信心，还是主推老一代系统为主；要么上来就动用巨量资源试图直接要将未经实践检验打磨的新一代云HIS部署到年门诊量数百万，需求超级复杂的省一级大三甲医院中去。

缺乏勇气的羸弱与过度自信的武断都是成功创新的敌人，前者因不敢放手而缺少实践中磕碰的机会难以获取经验与成长，后者则容易陷入过度的苦难未等长成便已枯萎。

新一代医院基础系统思考

基于上述思考与观点，我认为对于医院的信息化建设不必过于急切的寻求互联网化或AI等先进应用系统的开展与实施，创业公司与传统厂家也不必在一开始就过度在乎移动端的业务与表现。相反，能够以前瞻的视野良好的契机为自己寻求一套可以适应未来发展的基础系统，并且顺利地完成对陈旧基础系统的替换，才是首先应该完成的任务。

我认为，新一代医院HIS系统不需要想着去囊括所有功能，不必要去满足过于复杂的需求，但是对所有的先进应用应该要起到良好的支撑与依托的作用。它应该更像手机或者电脑的操作系统（OS, operating system），是基础的，是标准化的，是可扩展性极强的，而非一个功能复杂的大应用。

对不同医院不同专科展现出来的不同需求，不应该是项目式的，需要专人在基础系统上定制开发，过程漫长而昂贵，并且整体代码越来越冗余。而应该是产品式的，即使需要定制开发也不意味着为某个个性化需求去调整改变基础系统。而是可以像手机或PC上做的独立应用，选择安装即可。OS本身应该具备普适性，不必去回应大量个性化的需求，否则系统效率很低，但是又必须能够满足不同专科类型个性化的需求，否则不会具备市场上的竞争力。这就需要用更为适宜的基础架构来搭建。

基于这点，我认为未来的医院信息化是无法通过老系统的升级来完善的，需要的是淘汰与替换。就像建筑在地基与框架上的改变，只能通过拆除与新建的方法来实现，这是唯一的方法。我认为应该从基层切入，用新理念新架构新技术来重新搭建医院的全新基础HIS系统。

选择从基层切入是因为基层医院的主要业务流程与各大医院大体是一致的，但是整体需求上要简单很多。一套具备普适性的，还没有太多"APP应用"的新HIS能够先得以在实践中生存，才有机会获得成长与壮大。

今天我们的手机能够做如此之多的事，能够满足全球几十亿人口的不同需求，并不是苹果或Google公司将这些想法与内容都用代码写到了iPhone OS或Android操作系统之中去，而是经年累月，全球数百万开发者在他们的OS平台上做出了各种各样琳琅满目的应用供我们安装下载才得以实现，这与先前的诺基亚与摩托罗拉手机在软体上的做法与理念是完全不同的。所以最早一代的iPhone推出的时候在功能上或许未必强于传统手机太多，但是随着时间的推移，大量第三方开发者的应用诞生，最终这种优势是无与伦比的。

所以对于采用新架构的基础系统，先生存下来，采用产品式的做法去满足各种个性化需求，终有机会能迎来厚积薄发。等有足够的"应用"满足足够多的需求时，或许才是进入三级医院的合适时机。

至于应该采用什么样的新架构与新技术，我并不专业，认知也还停留在非常浅薄的阶段，IT业内会有更为专业的意见。只是从我当下粗浅的认知来看，我认为采用中台架构与微服务的方式或是较为适宜的选择。

技术中台、数据中台与业务中台的概念这两年已经非常流行。虽然也存在很多争议，有些观点认为其不如描绘的那么美好，也有观点认为中台化是无意义的工作。但是其在解耦（医院系统业务非常复杂，传统系统架构耦合度高，一个功能修改极有可能影响多个方面）、复用（公共功能不需重复建设）方面的特性，还是非常适合解决医院基础HIS系统当下的问题与痛点，并且能良好地满足未来拓展需求。通过微服务的方式，将大量的业务功能拆解出来作为独立的应用服务，这种方式不但能适应敏捷、快速，相对高效率低成本的开发，同时各个功能板块间不会再像过去传统系统那样存在割裂与数据孤岛。理论上这样的基础系统从诞生开始其天然属性就不存在再需要互联互通的问题。

其次，我认为从一开始就应该实现完全结构化的数据库，同时应该极度重视前端的交互。完全结构化的数据是BI（business intelligence）与AI（artificial intelligent）最好的底层基础，数据可以不经清洗就可直接使用，并且只要算法良好就应该可以得出准确的AI结论。传统系统每天虽然产生大量的数据，但是能用的有效数据很少并且清理标注困难，数据不像资产反而更像负担。

也有很多人认为不应该在医院系统中一开始就过度地追求结构化，因为这有可能会导致业务系统在应用层面的不灵活与低效率，我今天依然不认同这个观点。

我认为医院业务系统交互的友好更直接地关系到灵活与效率，而非结构化程度。我把交互比作一张书桌上的收纳，好的交互应该把本子叠好，把各种笔放进笔盒，把回形针胶水放进抽屉，当需要用到的时候能快速地翻找出来，要符合人的自然观感。坏的交互就像把所有的文具纸张一股脑儿地铺在了桌上，有些甚至掉到了地上，需要什么的时候找不着。还有一些业务流程的线性感很差，半路中断，或是提示不明。这就是为什么传统系统需要长时间培训，而好的交互理论上应该是不需要人教的。

其实类似的交互理念问题甚至在航天器的设计上也存

在。今天的航天工程主流理念还是遵循20世纪六十年代的基调，强调安全，但是也守旧，密密麻麻的物理按键与仪表盘，根本没有把今天这个时代的技术特点发挥出来。直到SpaceX 龙飞船的出现，用简洁的舱体，几块巨大的触屏来取代。我个人认为我们医院的基础系统就与这个情况非常相似，还是停留在上一个世纪的概念中。所以我是相信在业务效率上，就如龙飞船一般，优秀的交互能够一定程度支撑并覆盖完全结构化带来的前端上的影响。

再次，我更偏向采用B/S（Bowser/Server）框架并采取高频更新的做法。今天的浏览器架构已经非常成熟，并且正常医院的硬件环境与带宽条件应该可以完全地发挥B/S框架的优势。大部分医院系统自从部署完成，除非需要增加或改动接口，便不再更新。这种极其低频的更新是不符合时代发展潮流的，一个重视用户体验的系统应该要具备持续性的细节打磨能力，应该要保有一定频次的更新。而出于这个考量，我认为B/S的更新实时性要更好，也更为适宜。

最后，相对于很多大厂相继提出的云HIS以及云部署，我依然偏向于院内部署和通过前置服务器来满足公网互通的方式。确实云HIS以及相应云端部署的方式非常具备前瞻性与吸引力，让医院一下子少了机房设备的巨额投入，以及后续运维的人员与成本。把灾备与存储的难题都甩给技术更先进能力更成熟的巨头运营商的云服务，只需要一根网线，或者更稳妥些两路光纤便能实现院内的所有系统的登陆与使用，当然是轻松的。但是就目前而言，我认为这种方式还是过于激进了些。

一来即使有数据保密协议以及多种技术控制，但是对于数据安全与归属的考量，很多医院内心里还是纠结。二来光纤意外被挖断或网络中断的情况偶然是会出现的，虽然通常院内系统医院会有应急预案，但是云端部署出现的系统中断往往会导致损失与责任难以厘清。云端部署对很多小型的医联体卫生院或诊所在市场实践上或许推动起来会更为容易，但是具备一定床位的医院，切入的时候，反而还是传统的院内部署可能会更顺畅。

综述，信息化是个前期投入巨大，但是依旧很可能在最终还是没能取得根本性突破的工作。然而即便如此，信息化数字化带来极富吸引力的未来依然激励了一轮又一轮不间断的探路者，有具备一定体量的医院，有自己创新想法的创业公司，也有实力强劲的上市集团。大家在饱受诟病的老业务系统上，下定决心自己组织队伍研发，有些彻底失败了，有些取得了一定成果，还有些依然在探寻。

我自己先前的创业公司也经历了多次的尝试与失败。我们曾过度沉迷于移动端应用的开发，耗费了大量的精力与资源，却没有取得预期进展。不过也正因为如此我才理解了移动端背后的业务系统是否成熟与契合需求比是否以APP的形式出现更为重要。我们后来又开发了符合医院特定需求的业务系统，但又发现没有基础系统的支持，这些看似独立且更为便捷的业务系统实则会增加大量的重复工作。而To B的系统与To C的系统在业务逻辑上追求的成功标准有本质的区别，To C更倾向增加用户停留时间，To B则一定要尽可能缩短用户使用时长，后者如果增加用户工作量而非减少，则一定会失败。

也正是这些经历，让我逐步形成了对于基层医院信息化数字化的"三阶段"建设思路。即一阶段应首先实现对旧有基础系统的可替代，二阶段才是基于新HIS系统的新应用与BI建设，如此三阶段在完全结构化并且不存在互通问题的基础上展开的互联网与AI的应用才是自然而然的事情。

对于采用新理念新架构新技术的新一代医院基础系统，我们不应该一上来就在应用的层面抱有太大的期望，它只需要能够替换旧系统，并且具备一定程度交互上的优势即可，不能让大量的需求与过高的期望让基础系统变得复杂而冗余。生存下来，逐步打磨后，对于慢慢增加的个性化需求就可以在新的系统架构上搭建各式各样的微服务与应用，以及准确而高效的BI。而具备这样基础的BI应是可以精确的实现例如自动化临床质控监测，也应可以实现精确的实时测算的复杂绩效模型。再往前一步，开放互联网场景的到来将不再具备边界。最终，我想真正的AI会以超出更多人期望的方式出现。

这是一条困难的道路，但我相信黎明终将会来临。符合期望的新系统不是要与老系统竞争，而将是对行业的一种整体升维。当然，技术与架构还会不断变化与发展，采用何种技术路线没有绝对的对错之分，但理念上我常对开发团队说，务必请把系统中的医生与患者都作为用户，作为"人"看待，而绝非一个账号与历史记录。两者本心的不同，将走出截然不同的道路。

第十章

创建等级医院

DREAM FOR JCI

第十章　创建等级医院

等级医院的建设与评审对于所有公立医院是必经的阶段与必备的要求。对于民营医院而言，虽然以评促建的理念已经广为熟知，但是究竟怎么个以评促建法，以及参与评审的真正意义在哪，能说透的却不多。

早期促使民营医院参与等级评审的动因，或许更多考量是向公立医院的看齐，以及担忧因为没有等级而在行政上被矮化，或被处以支付的限制。在2012年的时候我与时任业务副院长韩东强也进行过讨论并提出等级医院评审的必要性，亦做了一部分准备工作。父亲当时对这部分工作不置可否，而我们主要的游说理由还是更为偏向担忧未来可能的医保支付限制，所以要上等级。那时，我们准备开展等级医院建设与评审，还是以挂牌为主要目的，至于对通过评审来提升医院核心管理能力的认知还未系统性的建立。因为对于标准的不熟悉，实际上我们当时也并不清楚参与评审究竟能够提升哪部分的管理水平。

在这种目标导向与指导思想下，决定参评等级后，首先是二类准入指标给我们造成了巨大的困扰。其中床护比与医护比是按照公立医院的最优标准设立的，实则很多基层医院都难以达到。而巨量的三类指标每个部门都说很难，要做很多资料。为了应对，我们成立了专门的等级办公室，也找了两个参与过创建的人，还买了三百多个文件夹，然后关上门开始做资料。

但最终，大量的资料仅依靠等级办公室的两三个人即便是从预估的工作量上来看根本也是没有办法完成的，更何况脱离了临床与管理的实践这些资料实际上是不真实的，很多是空造的。于是，上一轮的等级评审，最终我们的准备也没给予自己足够的信心，所以在临评前主动打报告申请了延期，而这一延就过来了七八年。

这几年间，我自己在院内管理实践上机会不少，随着对临床业务与行政管理把控与改革的内容越来越深，我对等级医院的认识与理解有了根本性的变化。

这些变化源自三年前我相对系统地通读了一遍第六版 JCI（joint commission of international）标准。其标准细则非常多，涵盖的范围也非常之广，内容主要有围绕安全与效率的医疗机构管理标准，还有部分关于学术型医学中心的标准，但究其根本其中最主要的最大篇幅的内容都是在解读一个中心思想，就是究竟什么样才是"以患者为中心"。

从以疾病为中心过渡到以患者为中心的阶段是行业发展的共识，但是究竟如何做才是真正的"以患者为中心"，我们每个人都有自己的思考与答案。浅显一些的，如从态度好一些，提倡微笑服务，到提供一些便民措施；深刻些的，做了文化建设，推行优质护理等。JCI标准则在这个中心思想上给了我们一个系统全面且专业的解答。

我们不妨用系列反问句来思考，如果患者安全都管理不好，如何叫以患者为中心？如果医疗服务是不可及的不连贯的，如何叫以患者为中心？没有良好的给予并维护患者和家属的权利，没有做好充分的患者评估，可以算得上以患者为中心吗？等等这些方面，比单纯的改善服务态度对一家医院来说要更为专业且深入。如果我们秉承的是以患者为中心的价值观，这些标准本身便是需要我们来深入地思考，并持续不断进行改进的工作。

所以虽然JCI细则很多，但是内涵是简单且清晰的。而我在具备了一定的概念后，再去看我们等级医院的评审标准时，我发现大部分标准内容其实是相似相通的，只是条款在目录分类上略有不同而已。这让我感觉到，对于一家真正秉承以患者为中心的医院，以往对于参与等级评审的动机，考虑颇多的是否挂牌等级医院对医保支付的影响，或商保是否会有限制，都已经不再重要，甚至不需要去强调"以评促建"。

而真正重要的是，即使参不参与评审，挂不挂等级的牌子，作为一家有自我追求的医院都需要系统的学习好的行业标准与内涵，都应该将自身机构的安全与效率，将以患者为中心的工作，通过持续改进的方法，努力再提升一个维度。而在这样的基础上做好记录留痕，不但可以满足等级评审的要求，也是我们改善内部管理的一种有效方式。

故而基于上述认知，我对参与新一轮的评审，在等级创建上采取的方法与策略与以往是完全不同的，这里我总结了几个我现阶段认为的关键点。

真正地理解标准

面对新一轮的等级评审，我认为首先要做的就是真正理解标准。我们自己要有那样的耐心去通读标准，特别是医院的一、二、三把手要先建立起理解，不能简单地将任务划分指派了事。这个理解不是说开始认识到等级创建重要性这样大而宽泛的概念，而是要对标准的框架与细则能够有较为透彻的认识。我认为真正意义上的等级创建工作不应该是因为报了名，所以要对着标准一条条做，而是在日常的管理与工作中就要潜移默化地将标准与内涵融入进来。这点如果管理层没有建立起对标准的真正理解是不可能做到的。

基于对标准的理解开展实际管理工作，与因为标准有这样的要求所以对着做资料是完全不同的两个概念，也将收获完全不同结果。这里举两个具体的例子。

等级医院标准目录中第一章的内容"医院的功能与任务"，其中1.1.1.1.C.2条款提到了医院宗旨与愿景，1.1.2.1条款提到了医院中长期规划与年度计划。如果管理层不能建立起对这两条标准清晰的认知，只是把任务划给等级评审办公室，那么大概率的，办公室工作人员的做法是去找一个其他医院的模板，对着抄抄改改，把落款改成自己医院名称。看着是资料有了，标语上墙了，培训培训或许大家也能背出来了，但是具体实践上，一到细一些的地方逻辑与行动就对不上了，一深入就可以看到根本不是资料上这么回事。

这两条标准讲的实际上就是我们这个组织的价值观、使命与愿景，以及该如何去实现的问题，这是没办法去复制与抄袭的。我们只有从内心里想明白自己究竟是谁，是什么样的人，是什么样的组织，才能找到属于自己的清晰答案。我们在2012年第一次报名等级评审的时候，根本不知道怎么做这部分资料。而在2020年第二次决定参与等级评审的时候则发现我们压根不再需要准备这部分资料，因为这部分相关的资料我们早就融合到我们日常的工作中，并且留下了大量痕迹，需要的只是上传而已。

我们找到了属于自己的明确的价值观、使命与愿景，并一直在为之付诸实践。我在每一次岗前培训，每一次大的会议上都会强调我们的价值观、使命及愿景，绝不是期望大家会背诵能应对抽查，而是要求真正的秉承与坚持。

2020年我花了一个月时间，撰写了十四五发展规划，是真正的从实践出发去勾画我们的五年规划，是理想的，我们一定也有办法做到的。基于这样的纲领，每年的目标是清晰；基于这样的目标，每季度述职报告与考评是客观的；基于这样的考评与报告，我们的反思与改进亦必定是务实的。它像流水一样，从高到低，环环相扣，相辅相成。我有信心，这部分内容未来应该可以获得评委较高的评价，因为这本身绝不是虚造的资料，而是我们对自身发展的真实谋划与实践总结。

第二个例子，是第三章"患者安全"3.9医院不良事件管理相关条款。这个条款的内容我在先前医疗安全改革的工作中进行过相关论述，与JCI中的GLD4/4.1的标准内容是高度重合的，都是在说要建立起一个非惩罚性的有效的不良事件主动上报机制，并且对暴露出来的不良事件进行分析与改进。这里想表达的，如果没有建立起对标准的理解，没有真正理解非惩罚性的内涵，只是去抄一份人家的制度而没有自己的思考，会难以契合自身实践。对着标准造资料大概率又是下政治任务式地让科室报几个不痛不痒的案例填到文件夹中，至于院内患者安全管理的真正隐患与漏洞是无法有效暴露的，而不暴露问题则根本谈不上改进。

真正理解标准，按照非惩罚性的原则建立起自己的制度，有效地将自己机构的不良事件一个个暴露出来，进行针对性地改善，则整个第三章的标准，甚至第四章标准关于医

疗质量安全管理与持续改进，实现起来都会变得相对顺畅且
容易。因为暴露出来的坠床风险、压疮的发生、查对制度与
危急值管理的等等问题，我们只要去面对它，思考它，改善
它的，留下些记录，这些相关标准我们就都有涉及并能得分
了。最为重要的是，这个过程会让我们参与其中的人的认知
变得更为深刻，从而获得更好的经验与管理上的改善。

找到明确的目标

虽然我认为上述第一点的认知已经可以开始让等级医院的工作变得清晰且富有实践意义，但实际工作中我发现大部分部门面对标准与等级创建的相关工作时，仍然是处在非常迷茫的状态。甚至像东阳分院这样已经完成二乙评审的队伍在面临新一轮二甲评审的时候，迷茫依然是一个常态。

要克服这个问题，面对大量细致且复杂的条款与标准，懂得找到阶段性的明确目标，我认为是等级创建工作的第二个重点。

等级医院标准涉及宽泛，即便做出分工，每个人也会面对很多的相关条款。在任何时候我们都能找出一百个理由说这些标准无法着手实现，甚至有些理由可能确实是客观且合理的。有些同事半年过去了，问他有什么进展，还会有人回答正在研究条款，或者正在修订制度但不知道对不对，所以目前都停着。这终归不是一种积极的工作方式。

我发现那些真正能取得一些进展的部门都不是盯着最

难的条款打转的，而是他们有办法找到当下这个月的工作重点，先找到比较容易实现的，结合自身实际的明确目标。

例如我们的护理团队、财务与采购、影像科等部门都找到了这个诀窍。护理团队每个月都会设立一个本月重点，诸如在坠床风险防范管理，这个月里会着重在制度上，培训上，宣教上专注在这一点，形成针对性地持续改进。又如财务实施全面的成本控制与预算管理有较高的难度，但是在内控审计上，在凭证管理上可以阶段性地先行按照标准改进。

在院级层面我也会不定期的框定些重点，例如疼痛管理。疼痛是最影响患者体验的因素之一，良好而规范的疼痛管理不但是等级医院的标准要求，本身也符合我们发展阶段需要去更进一步改善。如何先统一疼痛评估标准，继而成立APS管理小组，都是我们可以着手先予以落实与实现的具体任务。

这种分解标准并框定每个阶段明确目标的方式，让我们的工作有了实际的抓手，面对等级评审这样宽泛而广大的任务时，只有看着每天每月的这种缓缓改善，我们才能摆脱迷茫，慢慢找到自己的工作重点与信心。这也是PDCA的精髓所在，不求一次完美，但求不断改进。这亦是我们古典哲学常说的"不积跬步，无以至千里"。

搭建真正负责任的委员会

等级医院建设的第三个要点，我认为是要构建真正负责任的委员会体系。各医院关于委员会系统的常规设置都是在医院质量与安全委员会下面再设临床质量与安全委员会、伦理委员会、院感委员会、用血管理委员会等多达十几个的专业委员会。先前我们其实也发过不少关于各种各样委员会的红头文件，为了体现重视，委员会中的成员都是各科主任，一个主任可能同时参与了所有的委员会。这就造成了要么会议与讨论总有大量的人缺席，要么对各科负责人而言基本不用做本职工作了，变成每天忙于各种会议。这种现象使得委员会的工作，要么难以组织，要么极度低效。

造成庞大低效委员会的另一原因是有部分人认为如果某个事情和某个部门搭些边，那这个部门也必须拉入委员会。比如学术委员会中关于临床路径的管理工作，在临床讨论制定后，内容模板需要信息科来进行维护，那么就需要将信息科负责人也纳入委员会。然而信息科对于学术委员会关于临床路径与单病种管理的讨论是完全无法发表任何观点的，学术委员会将其纳入，如果召开专题会议对于信息科参会人员完全是无意义的空耗时间。而这种观点的流行可能还会造成另一个管理上的困扰，就是部门间的合作会变得矫情且难以沟通。原来本身只需委员会作出决议，相关部门执行即可，有时会变成，我没有参与委员会所以我不配合执行的恶劣情形。而允许这种行为的存在会让委员会变得更加庞杂且没有效率。

所以如期望医院的各类委员会真正在业务决策方面起到支撑作用，让委员会及成员明确自己的定位，真正地负起责任是必要前提。

这个负责体现在两方面，首先每一个委员会都应该有明确的具体任务，例如我们的临床质量与安全管理委员会在设立之初先是承担了每个月对不良事件的审议与分析工作，并且要决定哪些事件收录进《临床质量报告》。这是非常具体的工作，商议的结论还会进一步影响各个科室的评价，所以召开的会议没有大而空的主题来空耗大家的时间。同时这一类涉及跨科室的问题与改进工作，委员会的形式本身也非常适宜。

第二个负责任是委员会的成员要有明确的分工。要杜绝论资排辈，杜绝与委员会核心任务不相关的人员进入委员会，确保委员会队伍的精简。不要为了面子去设立大量的副主任委员，或吸纳大量的无关人员进入委员会，否则要么会使会议变得冗长，要么无法组织起有效讨论，议而不决。对于具体的业务决策而言，有效的会议不应超过1小时，像我们医院这样的体量，委员会应尽量保持在10人左右的规模，必要的情况下还应区分小组，并且每个人在小组中应该要有具体的分工。

我们的后勤保障与设施安全管理委员会就采用了这种方式，并且取得了一定的管理成效。我将医院的保洁与食堂管理等面对人员广泛，看似简单要真正做好却又非常困难的配套服务工作，从部门管理转变为委员会统筹。

这部分后勤服务我们从自己管理，到专业外包，并且几年间大幅度的提升对应预算，最终效果只能说略有改善，离我的期望还是有非常明显的距离。如何做到对这类后勤服务"放手不松手"？经过几年的实践，我感觉一味地增加预算未必能解决好问题，不停地换人也一样，因为他们的认知是停留在旧有水平的。重要的是要创造一个持续改进的机制，并给予一定的宽容度，帮助从业者不断改善自身标准。

我为后勤与设施管理委员会设置了"每月评价，每季约谈，半年反馈"这样的三级机制，用以逐步改善配套服务水平。委员会中保洁管理小组，每月会组织各病区的护士长与公共片区负责人对保洁工作进行客观评价并形成书面报告。

每个季度，院长或分管院长会根据每月的评价结论对外包公司负责人进行约谈，将问题与期望一同反馈，并作绩效考评。每半年会将整体现状与进度向全院职工进行通报。食堂管理也类似，鼓励大家通过正确信息通路，助力有效改进，充分利用委员会统筹协调能力，而非只是一味抱怨。

一个真正负责的委员会，这个过程不但能够推动配套服务质量的改善，更是对年轻管理人才的一种有效观察与选拔方式。

日常的工作中，对于低年资的基层员工，往往缺乏对于具体管理问题的介入与思考，委员会的工作可以向他们提供具象化的锻炼机会。这个过程中我们也可有效观察一批年轻人的性格、管理能力与责任担当。我们发现面对需要克服的具体问题，有些人会自然的选择逃避，而有些人能自己想办法把事情步步落实。如果有一天恰好需要在这两种人中任命管理性的职务，那么如何选择，自然不言而喻。

所以面对这些跨科室的问题与难题，如没有明确任务与分工，过于考量资历与情面会让委员会变得庞杂且低效，最终使得委员会只是一个摆设。反之，一个负责任的委员会体系，不单纯是等级医院建设中的重要内容要求，更是医院发展到一定阶段后，对业务决策支持与跨科级问题持续改进的有效组织形式。

制度修订的原则

我观察到几乎所有的部门面对等级标准的实施，都会抛出一句"要制度先行"。但是自己对现行制度的修订，以及一些抄来的制度模板，究竟是否可行，是否规范，是否能取得上级的认可，则没办法确定。于是常常选择在取得上级专家认可之前，还是先将这部分进度暂停，免得做得不对了又要改。我个人认为这是一个普遍而巨大的误区。

对于等级创建的第四个要点，我认为我们的制度修订首先应该遵循精简有效、符合精神、贴合实际的基本原则。

通常我们的指导性制度模版都是来源于三级公立医院，他们的制度经过多次的迭代与修订，已经日趋完善。但是从某些具体的制度内容中，我们也可以看到这些大型医疗机构的职能部门在修订制度的过程中极少做删减，反而为了追求细致，使得内容变得越来越复杂。这使得制度的执行成本会变得越来越高，而这并不适用于基层医院。

例如在《门诊管理制度》的模板中，关于首问负责制就用了将近两页的篇幅来描述，对于专家门诊、普通门诊、特需门诊的出诊与变更流程的管理，以及医生纪律与奖惩等内容表述上又存在大量的重复。而另一方面，制度中过于细致的要求了门诊医生及其他工作人员的着装与仪容仪表，甚至明确禁止双手插兜或侧身倚靠在推车边等行为，我并不认为这在工作实践中有太高的可执行性。

我在修订这部分制度的时候就基于精简有效、符合精神、贴合实际的原则进行了大刀阔斧的删改。我将首问负责制从两页的篇幅浓缩为一段，内容精神上基本保持了一致。我还删减了上述大量重复的、可执行性差的条款，并且从中又增加了一些结合我们实际工作需要，模板中又未能体现的条款。

例如在门诊服务的章节中，我明确增加了门诊导医与保安应该主动帮助使用轮椅或推车入院或出院的患者上下车，确保转运的安全，以及药房与收费等窗口对保持"零投诉"等特殊要求，从而把过去的一些倡议，变成了我们今天的制度要求。

再如《疼痛管理制度》，我们拿到的制度模板中院内的疼痛管理工作主要是交由疼痛科开展的，所以我们负责这部分标准的同事便完全地把疼痛科管理制度抄了过来。然而我们医院是没有疼痛科的，如此，一来牛头不对马嘴没法开展实践，二来如果真的因此而增设疼痛科的话，显著新增的成本以及新科室的组建在人才队伍上也存在巨大的难度。然而我们去翻看评审标准，标准中从来没提到疼痛管理一定是要由疼痛科来开展的。根据精神，每家医院是完全可以按照自己的阶段与方式开展疼痛管理的，只要按照标准制定制度，明确地回答采用什么疼痛评分标准，由谁来负责评估，在什么时候评估，评估出结果应该怎么办等问题。所以我们基于这个基本原则，是可以根据自身实践修订出一份简单易行的《疼痛管理制度》并且切实地提高我们自己的疼痛管理水平。

最后举一个《病历质控制度》的修订案例。通常三级医院病历质控制度中将质控专员分为三级，科级质控，院级初级质控与院级高级质控。制度中通常要求科级质控专员要大范围地抽查科内病历，做到不合格的病历不出科，院级质控再行复查，然后再配套一些奖惩措施。

我们早期照搬这个制度模版，但是实践效果一直不好。原因大致是将不合格病历的责任都压到科级质控员的身上，再配套严厉的奖惩，导致了行为的变形，反而存在质控标准松懈，上报评分顾及情面而不准确等问题。看着抽查分数都很高，实际则不尽如人意。

所以这次修订，我将基本制度框架从我们自身的特点出发做了根本性的改变。我将病历质量控制的第一责任还是明确为主管医生与责任护士，而科级质控专员不需要做到不合格病历不出科，只需要做到客观诚信抽查评价。院级质控则主要督查科级专员上报的评分是否准确诚信。院部要先做到掌握客观准确的评价，再根据这个评价关联到主管医生的绩效与晋升，则团队自己便会有充分的改善动力。

很多人不明白制度应该如何修订，修订出来的制度也不明白应该要得到谁的认可才算是合格的制度。上述几个例子我想说明的，即制度的本质，我们可理解为一种"组织的共识"，就是大家都认可这么做是当下现实最优的解决方案。而后用简练清晰的语言，抓住精神要义，充分结合自身实际，通过制度的形式描述出来。可以借鉴良好的，但是不必去抄谁，我想，如此这就称得上一份合格的制度，甚至是优秀的制度，想必也是能得到等级医院标准与上级专家认可的制度。

演练不为作秀

我们去参加一些等级医院评审建设的培训时，培训老师会跟我们说些评审中小部分医院做假闹出来的笑话。通常等级标准为了提升医院的应急处置能力，会要求医院要准备如停电、院内抢救、大型设备故障等各种各样的应急预案。为了让大家熟悉这些预案，则要组织相关人员进行演练，一般是每一到两个月组织一次。而有些医院为了省心省力会在一天内把所有演练都走一遍过场，目的主要是为了拍照存档应付检查。结果就出现了写着6月份的演练和12月份的演练里面的人员都穿着同样的短袖，闹出了"怎么半年不换衣服"的笑话。

其实我们大可不必这么看待演练工作，演练的组织也没这么困难，甚至贴近实际的演练还可以非常有效地发现一些我们平常注意不到的问题，供我们快速地改进。所以，我想说的等级医院创建的第五个要点，就是演练大可不必为了作秀。

我们完全可以根据自己医院的特点，更为高大上一些的，则可采用HVA（hazard vulnerability assessment）灾害脆弱性分析，梳理出自己的十大应急演练任务。比如地方电网不稳定，可以计划停电应急演练，看双路电的切换是否顺畅，发电机的状态是否良好，反应速度是否及时。如果地处低洼，对防汛可以开展针对性的演练，看分工是否明确，物资是否准备充分。如果网络不稳定，则可开展信息系统故障应急演练，看故障排除是否快速，宕机后数据灾备是否应对充分，窗口人员的解释与沟通是否培训到位。当然像消防安全，院内急救这些是必须要有的内容。我们一旦用沉浸式体验式的学习思维去面对这些演练，我们可以得到完全不同的结果。

我们组织的大型设备故障演练中，除了参与人员亲身经历了一遍预案，能够快速处理应对，也让我们有了很多其他收获。我们发现，磁共振机房中万一发生故障，首先要将患者安全地转移出来，而如果恰好患者体重很重或者是脊柱骨折，则预案中的搬运方式是非常有难度而且不够安全的。通过事后的分析，我们所有人都真切意识到了无痛搬运的重要性，并很快引入了一批专业无痛搬运推车以及无磁的磁共振机房专用推车。这些新工具的投入使用，以及更有针对性的无痛搬运培训，不仅很好地解决了演练中发现的难题，也极大的改善了我们日常门诊工作中搬运患者的感受。

而在院内复合伤抢救的演练中，我们的急诊中心因投入时间还不长，应急演练很直观地暴露出了我们缺乏更好的医患沟通场景，指南未上墙紧张容易忘，以及应变能力较为薄弱等问题。演练当天下午我们就趁热组织了分析，并且很快完成了改进。不曾想没过几天就真的出现了需要抢救的患者，而这次的演练和改进对现实场景的优化显然是起到了积极作用的。

一家医院因为系统的复杂与庞大，总是会面临各式各样的问题，这是不可避免的。虽然灾害出现的概率并不高，但是医疗机构要始终向生命负责的特性，决定了我们有责任通过不断地改进，来更好地确保院内人员与设施的安全。在可能的突发问题面前有预案有对策，并且通过体验式沉浸式的学习，提升应急处理水平，而不是一遇紧急情况就空白了呆住了。更何况对于这些场景的深入观察还会带给我们更为直观的自我认识，让很多细节变得更容易发现与改善，改善后又是能有效提升现有安全水平的，何乐而不为。

综上，等级医院的建设纷繁复杂，要说将每一个条款都做到位，相信没有一家医院能够完全做到。学会扬长避短，围绕医院营运的核心场景展开优化，以务实的精神，充分结合自身实践，切实提升实际管理水平，我想才是新一轮等级评审的真正目的。

一旦深切领会了这个道理，我们会发现这些专业而系统甚至略显枯燥的标准，实际上并不是一些拿来限制我们的条条框框，而是如何办出一家优秀医疗机构的指导手册。

纵观JCI标准也好，我们国家的等级医院标准也罢，实际上核心内容都是前人在医院的管理实践中通过失败与教训以及对更好品质的思考不断总结而成。所以不论是否参与评审，我们都不应该用教条的思维来看待标准，否则便容易出现"尽信书不如无书"的局面。

而深度的贴合实践，用我们自己的思想继续向前探索，甚至如可以为部分标准提供自己的富有建设性的有益改良，我想那便也是我们可以为行业所做出的亦是最值得自己骄傲的贡献。

后　记

　　我毋庸置疑地热爱我从事的事业，工作与生活作为人生中两大板块，我们如何描绘它，我们的生命便就是什么样。

　　入职十年工作恳谈，谈的并非是我过去十年的工作经历，而是这十年工作历程与成长带给我目前的主要理念与认知基础。

　　相信随着时间的推移，随着继续成长，未来一定还会发生变化，但不论如何，这些论述代表了我当下的思想。或许，在很多方面依然是浅薄的，或许在一些范围已经具备一定的见地，但不论好坏都是现在而当下的我。

　　如果要做一点自我评价，我想说对自己的十年工作表现还是满意的，不在于取得了多少成绩或犯下多少错误，而是我并没有浪费任何的时间。

　　努力工作，认真生活。

　　人生是掺杂五味的，酸甜苦辣最终都是好的体验，重要的是我们应当活在自己的人生当中，而非他人的口舌与臆念。做好自己，如果我们的光热能够带给他人与社会更多温暖，则再好不过。

　　对于十年工作的总结，我毫无保留，于内于外如有些许值得借鉴之处，或因此能有任何有益的变化，皆感欣慰与荣幸之至。

对于这个正在实现伟大复兴的中华民族，我一直认为我们的医疗行业也应该有一个全新的形象。

整体行业应如何做好兜底重任，最优秀的一批机构如何向国际社会给出中国方案，构建中国医疗卫生新形象，我们如何重拾社会尊重。特别对于私立医疗机构而言，大部分国家的私立医疗机构往往代表着最为先进的一股力量，我们则因为莆田系的野蛮发展处在乱象当中。我们应当去做出改变。

我们不必认为行业的改变是无能为力的，相反行业的改变恰恰就从我们自己开始，从做一家正直向上的机构，做一个真诚务实的人开始。

感　谢

全体同仁的辛勤付出，

我们一同不懈努力，

一道推动机构发展。

感　谢

父亲的一路带教与谆谆教诲，

以及两位叔叔的无条件信任与支持，

为我提供了最好的成长平台。

感　谢

鼎晖资本郭其志先生及其团队的帮助与辅导，

为我们今后的发展奠定了治理的基石。

感　谢

丽水市中心医院韦铁民院长与丽水市人民医院邵初晓党委书

记的无私教导，两位知名医院管理专家立言立身立德，

是我辈最好的学习榜样。

感　谢

社会办医协会中的优秀行业同道，

特别是临安骨科医院杜洪华院长，

我们亦师亦友，相互借鉴，共同进步。

亦感谢

协会主委温州康宁医院管伟立院长

给予我们行业年轻一代的机会与栽培。

工作十年，恰如入门。

诚恳而谈，无有保留。

凡有毗益，即感欣慰。

期以指正，斯以明志。

《树业十载 医院管理的思考与实践》

田裕民

2021.10

附 历年文章

2021《合抱之木，生于毫末》

守初心，走正道，做时间的朋友

导语：医疗行业的发展需要格局、需要敬业、需要创新、需要节约、需要严谨、需要勇气，唯独不需要的是欺骗。

11月29日，我参加了中国医院协会民营医院管理分会在郑州举办的年会，也是协会委员会第五届换届会议。这意味着这个全国性的民营医院社会组织已经走过了20个年头。

从二十世纪80年代迎着改革开放的春风诞生了新中国第一家民营医院，到成为共和国医疗系统的重要组成部分，在会场的行业同道们大多一路栉风沐雨、从无到有、缓缓成长。大家回顾发展历程，从白手起家的艰辛困难，到成长过程的曲曲折折，颇有所动。

当晚，委员会还选举了温州康宁医院管伟立院长为新一届委员会的主任委员。

管院长也是我们浙江省医院协会民营医院分会的会长。在不久前举行的浙江医院大会上，除了公立医院百家争鸣，分论坛六为民营医院专场。相比其他分论坛，它的规模略显局促，管院长在主持会议时，依然坚定地说："一定要为民营医院保留一小块阵地。"

这块阵地有多大呢？第一位发言的省卫健委黄凤处长说得系统而全面——经过三十余年的发展，从2015年开始，民营医院数量上已经超过公立医院，现占比60%左右，然而服务量占比与十几年前是一致的，不足20%。

黄处长没说到的是，就这20%的总服务量占比中，估计约有80%是莆田系医院。

我们协会据我所知是没有莆田系会员的，他们有自己的圈子。故而，粗略估算中国医院协会民营医院分会全部会员单位的行业服务总量占比应该不超过4%。

这次浙江省协会分论坛六的主题是智慧医院的建设，我也有个分享机会。会后，我逮到机会和同台的通策集团吕建

明董事长拍了个合照，我又一次说"我是您的粉丝"。不是
因为通策700亿市值，而是吕董是浙大中文系毕业的，文化
与品位实在是好。

圆桌论坛上，谈到了后疫情时代的运营策略。他介绍说
杭州口腔医院重视品牌与口碑，基本不在营销上花钱，支出
占比不超过1%。

我是在2012年第一次随父亲参加医院协会年会的，那一
年我刚参加工作，年会地点位于管院长的本部温州。在王朝
大酒店的会场，我内心略忐忑地向初次见面的管院长递上了
自己名片。

期间还与临安骨科医院杜洪华、稠州医院施晓柯等一众
院长一起参观了康宁医院。当时温州康宁还没有开始扩建新
大楼，但已经是全国第一家民营三级精神专科医院。

参观过程中管院长介绍了他的6S管理，我们看到一辆辆
保洁推车上整齐地挂着颜色不同的抹布，他说这块擦桌那块
擦地，不得混用。

他还指了指旁边的一块土地，说他们接下去很快准备要
建设新大楼。

那时候，大健康产业并没有过多的受资本关注，民营医
院也没有炙手可热，魏则西事件还没有引爆舆论，莆田系依
然在闷声发财，协会也没有太大的存在感和知名度。

当时负责召集大家开会的是康宁医院的副院长周朝毅。与会期间，他诚恳而腼腆地笑说，组织个会难啊，他这一个个电话打去说是医院协会，很多院长把他当了骗子。

2013年，温州康宁医院开始了扩建，工程上也是周院长在负责。两年下来，我看他添了不少白头发。后来当我们医院也开始一些基建工作，有时碰到问题会请教他，他说"小田的事情一定要帮的"。

2013年6月，我自协会与管院长见了一面后，第一次专程拜访。当时预约了下午2点。我向来还算是个准时的人，早早从缙云开车到了温州，因为脸皮薄当天也没再打电话二次确认。1点50分我将车停在了康宁医院门口，1点55分管院长电话打来问我到了没。让我没想到的，并不是这个提醒电话，而是以他这样的地位，原来真的会专门排出时间在等我这个才刚出社会还无足轻重的年轻人。

下车半道上，我向一位康宁的工作人员问了路。他叫徐谊，是后来负责康宁医院集团信息化战略的副院长。在港股上市后，康宁医院就倾注大量资金投往信息化建设。一路探索，徐谊现在负责康宁子公司杭州耶利米科技的全面运营。

今年的智慧医院论坛上，我说当前电子病历没有完全实现结构化，未来AI智能诊断必须以真正的结构化为基础，徐谊答完全的结构化也未必一下子适宜。一周后，他在朋友圈发了篇文章，耶利米科技公司推出了基于AI的精神专科的智能辅助诊断项目。

我其实已经有些忘了第一次专程拜访管院长时和他聊的内容，只是依稀记得一个感受——"大体这就是格局"。

我的很多想法与困惑，他从来没有用模棱两可的感觉来回答，解答我的都是他已有的经历、总结与反思。

想来这几年的学习和年会，我和临安骨科杜洪华院长是相伴次数最多的。杜院长亦是典型的医生白手起家，从租赁民房几十张床位的小医院做起，到建成自己的十二层大楼。我经常接到陌生的座机号码，一接原来是杜院长打来的。

我父亲说这是杜院长多年的习惯了，他每次出门住宾馆会利用免费的座机将一个个想打的电话都打了，包括很多在院出院的患者都要问问怎么样了。

现在不论公立、民营都在强调要好好建设随访系统，有通过call center、有通过智能信息化AI随访。但是据我所知，没有谁能做到自己一个个电话打去的，除了杜院长。

他身上有早期民营医院创业者最显著的两个特质：一是勤奋，二是节俭。没有这两个特质，在泥土中的创业者是没有办法只凭借心中微微星光走上一个新台阶的。

2014年，我俩曾一起参访台湾医院。白天一家接一家地走访医院，晚上累得够呛准备休息了，杜院长来一句我们再去看看他们急诊怎么做。

那时，他已经在着手新大楼的建设，想尽可能地吸收台湾医疗同行的先进理念。值得学习的，除了健康城、医疗街等先进理念和布局，还有建筑材料。医疗建筑中PVC塑胶地板就是从台湾长庚医院开始最后风靡大陆变成医疗机构标配的。很多人不知道的是，台湾长庚大规模应用PVC除了其自身优良特性，也因为其母公司台塑集团就生产这个。

2015年1月15日，杜院长的临安骨科医院新大楼完成建设正式启用。我问了工程上一些节约心得，他竟然想到在病区过道中间用高品质PVC而两侧贴边则用便宜些的型号，他说这一下整栋楼下来能省五万多。

我们有时候看杜院长每天电话一个接一个，永远不停滞，事无巨细亦事必躬亲。偶尔也笑着劝他不要这么累，要放手让团队成长才会有更好发展。但内心又何尝不知，作为一家没什么背景的民办医院，不是这样一点点抠出来，哪里会有积累用来建设，不这样事无巨细，又有谁会替你这么去操心。

医院是个高度复杂的组织体。即使背靠大树，要成为一家真正能够让人信赖的机构，一样需要有人事无巨细，需要一代又一代人去操心。

杜院长与我年龄差了近两轮，但我们除了一起参会，还多次做过同学。除了浙江大学高级卫生研修班，其中2015年9月还有次辉瑞组织的清华大学医院管理研修班。

平常我们不太能接触到莆田系的管理层，那次研修班倒碰到了几家正宗莆系。吃饭时他们一嘴油的天南地北扯了很多，然后突然停下来很认真地问我俩："你知道包皮有几种割法吗？！"杜院长听了笑笑，我毕竟年轻真的无言以对。

第二天在清华校园里早课晨读。教材上有一篇作为曾经读书人入门读物的《大学》被标了多处拼音。那次，我是真的没有搞明白一同坐在教室里的都是些什么人，也没搞明白我们究竟是不是真的身处清华园中的教室。

课间我忍不住溜了，去了两个地方。一个是管院长刚刚开出的北京怡宁医院，第二个是张强医生集团北京办事处，这是继2015年6月第一次拜访张强医生集团上海总部后的二次拜访。

血管外科专家张强医生是业内知名度最高的医生之一。他不仅是邵逸夫医院和杭州市三医院血管外科的创始主任，也是最早跳出体制在上海外资私立医院自由执业的先行者之一，更是中国最早的医生集团发起人。physician-hospital- partnership的中文定义就是由张强医生首先提出的，是名副其实的行业明星。

虽然民营医院多有医生出身的创始人，但不论是管院长、杜院长抑或如我的祖父与父亲，谁都没有拥有过像张强医生作为省级公立三甲医院学科带头人在行业中那样耀眼的光环。

这个光环会让很多人误以为他的创业是容易的，也让不少同样拥有耀眼光环的行业专家在选择跳出体制后深受打击。大家发现原来大部分人看病是看"庙"的，而不总是看人的。

张强医生是最会发微博的专家之一，有多达80万的粉丝。这次拜访我问了个很多医院感兴趣的新媒体运营的问题。我说："那样大量的微博粉丝群体即使跳出体制应该也不会缺患者吧？"他答："线上也就10%左右，80%还是靠口碑。"

张强医生与我父亲同龄，有严格自律的生活习惯，甚爱打拳，这让张强医生的行业形象更像一个斗士。从他身上看到，大专家与草根创业是一样的，都有个要能耐住寂寞的阶段。

2015年10月31日，和杜院长一起飞到陕西参加中国医院协会民营医院分会第四届换届会议，春雨医生CEO张锐当选为副会长。我感觉2015年或是个值得纪念的年份。医生集团、互联网医疗交相辉映和整个行业一起走入风口，一如2009年首家外资医院北京和睦家开业，健康产业因为不同背景的入局者，变得愈来愈多元。

2015年11月20日，管院长的康宁医院集团在港股成功上市，民营医院开始在资本市场变得炙手可热。同年12月，杭州树兰医院正式开业。大家都说树兰医院的成功是不可复制的，因为先前没有任何一家民营医院是由两位院士共同创立，起点太高资源太好。但我想树兰团队走出这一步，可能内心多少也是存在过彷徨的，不然何必去争取浙大国际医院这块牌子。

2015年的早些时光，管院长与李院士曾计划过成立浙江省民营医院的一级协会暨"浙江省社会办医协会"，我与李院士的学生盛国平医生一同参与了筹办工作。盛博士当时还是浙一医院感染科的普通医生，长我几岁，但基本在同一年龄段，因此很快熟识，有两次到树兰医院就诊都是盛博士帮的忙。我看他非常辛苦，既要出诊管病人，又要统筹兼顾管理工作与协会的工作。

有次浙江省社会办医协会的秘书会议，我与盛博士早早到了会场。会议计划在12点半开始，李院士迟到了些许，原来是刚下门诊还未吃饭。大家都建议推迟会议，让李院士先把午饭吃了，李院士挥手笑笑说还是先把会开了。看到盛博士身上的敬业，原来师道不单纯传授知识，还有精神。

今年的会议上，盛博士已是树兰互联网医院的副院长，他有个主题演讲刚好坐在我边上，我说："盛兄，最近常看你的科普直播'盛博士说'系列。"

如果说2015年还有值得关注的事情，便是魏则西与他父母从9月开始往返于陕西与北京，接受百度搜索上所找到医院出具的治疗疗程。

2016年魏则西事件引爆舆论。百度竞价与莆系医院一同被推到了风口浪尖，舆论一度将事件波及引申到所有民营医院身上，认为民营医院性质暨带有纯粹逐利的原罪。使得协会连发多个声明，欲与莆系做出区分。协会后来推出诚信医院评选，大家反复斟酌称谓是"民营医院、非公立医疗、还是社会办医"，大致也是出于此目的。

这场危机一度冲击了很多医院，但最终我与我们熟悉的机构并未受到任何影响，因为我们和通策以及张强医生一样，向来没有把钱花到百度竞价上的传统。

魏则西事件后，莆系医院和百度都痛定思痛决心转型。但我并不认为他们的转型有任何成功的机会。因为我看到莆系和百度转型的真正动机从来不是因为真觉得自己从前的方式和价值观错了，而只是因为过去那套不再继续赚钱了。

2018年，资本在医疗服务业的狂热开始退潮。但是资本助推下，大量新入局的医院方才完成筹建，陆续开业。与二十年前的大环境相比，今天大部分区域医疗资源不再稀缺，有些地方甚至竞争激烈。投入资金也不再由个人积累缓缓发展，而是动则数亿。

高额的运营成本与更为激烈的竞争，容易让人气稀缺的新医院陷入焦虑。虽然莆系以及莆系的做法所受之诟病已几乎为业内共识，但我依然会担心这种生存的焦虑，会让没有定力的经营者不自觉地走向来快钱的莆系套路。

医疗是个古老的行业。今天的医学依然无法治愈所有的疾病，但是数千年的医学人文历史告诉我们的是，那些治疗上没有办法解决的病痛，人类可以依靠彼此的信任相互安抚。医患间如失掉了信任，于医于患终将皆是末路。

回到2020年的换届会议。赵淳会长不无忧虑地说："如果十四五过后，社会办医没有质的飞跃，总服务量占比依然徘徊在20%左右，将会是行业更大的危机，相较于今天将会是更难的处境。"

先前参访台湾医疗的行程中，同行队伍中不乏情绪乐观者，认为大陆的医疗改革会与台湾一样，不过十数年的时间，公立民营机构将从八二开，变为倒二八开。

今天看来，这种可能性微乎其微。不单纯是几个轮次公立机构的极速扩张，也因为莆系的影响扭曲了整个行业形象。行业整体要想健康发展，便要先扭转这个负面形象，不单纯是要约束打击不诚信的骗子机构，更为根本的是，要割掉人心中急功近利的莆系"辫子"。

今年的抗击疫情工作，医疗行业担负了巨大的社会责任与无条件地付出，公立医院是绝对的主力军，然而很多人不知的是，协会中所有具备条件与能力的民营机构在这次抗疫中一样毅然决然。

这次抗疫的成就，让医疗行业获得了超然的荣誉与远高于以往的地位，让我们暂时忘记了医患的矛盾一度广泛地存在于整个行业不分公立民营。我认为医患矛盾的本质无非是医疗资源供给的不充分、不平衡与社会支付能力的不充足。一定程度上，莆系的兴起也是钻了医疗资源供给不充分的空子，只不过遗憾的是，他们并没有选择去真正地填补供给的空白。

从全球范围的医疗供给构成来看，美国大部分的医疗服务由私立机构组成，水平全球第一，但是社会整体负担较重。加拿大与澳大利亚以公立医院为主，虽然保障较好但是效率较低，大家各有长短。中国的医疗系统虽然也少不了重重问题、矛盾与困难，但是此次抗疫，也让世界看到中国人是坚韧且具备无限可能的。

我们有可能向世界提出更为完善可行的、属于自己的中国方案吗？

我个人认为完全由庞大、垄断、行政化的公立医院组成的医疗系统不应是我们的未来，可负担优质医疗资源的产生一定得益并来源于良好、有序的市场竞争。供给的增长与释放，也来自多层次医疗服务的构建与推动。莆系医院更不会是未来，不诚信医疗如占据行业的主导，那一定是行业与民族的悲哀。

新疆佳音医院黄卫东院长在此次第五届委员会会议后在群里祝贺管院长当选主委时，说："没有崇高的使命感和鲜明的价值观，以及持之以恒的毅力，是不可能这样坚持做好人做实事的。相信在伟立的带领下，通过张国忠秘书团队的精细化管理，第五届委员会一定会在中国民营医院发展史上留下浓墨重彩的一笔。因为我们是一类人，我们都是时间的朋友，都是长期主义者。"

我常常感觉自己是幸运的，成长过程中不乏良师益友。在医院协会这几年与身边优秀同道的相处中，格局、远见、敬业、节俭、创新、严谨等优秀品质一直激励并滋养着我的缓缓成长。

所以如真要提个"十四五目标"，我想就在十四五期间，所有坚守正道的民营机构能努力在民营医院占总服务量比的20%中先达到80%吧。

每个大师都曾经是学生，巨型机构亦起源于初创。民营医疗生于毫末，但我相信，走正道，做时间的朋友，历经洗礼，终会成合抱之木。

毕竟有位高人曾点拨我："裕民，慢就是快啊。"

谨以此文纪念中国医院协会民营医院管理分会成立二十周年；

祝贺管伟立院长当选中国医院协会民营医院管理分会第五届委员会主任委员；

祝福张强医生为代表的医生集团以及春雨医生、邻家好医等新兴力量为行业带来创新的同时自身也获得良好发展；

祝福所有与盛国平博士一样奋斗在临床一线的青年医生职业通道越走越宽；

祝愿所有行业同道克己守正，坚守初心，创造价值，以良好的职业道德，树立行业新形象，为社会发展贡献点点星光。

此致

2020.12.30

2020 内部信

各位同仁新年好：

2020感觉似乎一直是未来，不过时间过得是真快，一晃2000年都已经是20年前了。

开年并不太平，新型冠状病毒的突然出现，成了这个春节假期的最大热点，几乎将过去我们所熟悉春节的样子都改变了。在生命面前，所有平常在乎的一切都显得不再那么重要。

于国而言，经济怎么办？外交怎么办？于个人而言，生意怎么办？出行怎么办？想想或许都可等着疫情过去再说。

已经确诊的患者每天在生死线上煎熬，而不断增加的确诊与疑似人数，以及愈加严格的管控措施，则不断的提醒大家，现状非常严峻，这是14亿人少有的共同焦虑。

焦虑来自多方面，人群简单而直接的焦虑来自对潜在感染病毒风险的恐惧，对囤积不到期望物资的担忧，对长时间宅在家中的百无聊赖。

还有些焦虑来自深层次的思考：全面疫情控制封城封路都是必要的，但时间要延续多久？对产业链的冲击会是什么样的？有多少中小企业会在这一轮冲击中倒下？这批中小企业倒下后，对就业率会有什么样的影响？这些产能一旦下降，是否会面临新一轮的部分产品供应不足？疫情危机会蔓延至经济、民生甚至政治领域吗？

这些又会怎么样反过来影响我们个人的工作与生活？我们有猜想，但是不知道。能够简而言之的是对未来不确定的焦虑。

大灾大难前，泡沫与美梦更容易破碎，我们都希望有个可预期的美好幸福的未来。"未来"作为时间的定义怎么样都会来，就像2020年不论你是否期望它都到来了。而美好与幸福与否，则是取决于我们自己的，或者至少大部分是取决于自己的。

叔本华说人的幸福主要来自3个层面：基本的欲望、社会的声望与内心的拥有。这3个层面也代表了三种层次。他说内心拥有什么是幸福的首要因素。

所以在灾难面前，对于未来不确定的焦虑，我想说未来幸福与否依然是主要取决于我们自己的。我们内心拥有什么（品行、修养、知识、智慧）才是真正的从根本上决定了我们是一个什么样的人。

如果说2020年想和大家说些什么，我想说：在这样大灾难和普遍焦虑前面，其实对未来幸福的追求以及其方式依然未变.主题仍旧只有一个，就是怎么样让自己做得更好些、变得更好些。

所以关于新的一年，关于2020，这次在金华分院的年终会议上分享了3点，觉得和今天想说的也颇为契合，在这里也和大家分享。

第1点，还是要做好基本面。

所谓基本面，就是那些基础的、重要的、却未必是那样独特的、引人注意的东西。基本面有个特点即都是需要长期的、巨大的投入与打磨，而非有些特殊的招数似乎可以一步登天、一夜暴富、一招制敌。

一步登天是所有常人都会期望的梦，但也常常只是一个梦，现实中这种欺骗效应通常存在于赌博、毒品、彩票等事物中，而沉迷其中的一定难有好的结果。

所以要实现一个可预期的美好未来，首先应该把时间和精力回归到那些看起来比较慢，但实际上日积月累，确能真正让我们成长的事物上。

比如我们医院的发展期望能够有更好的品牌与社会效益，良好的宣传策略以及一些让人不容易想到的招数。诸如寻求些不为人知的神医或者某种包治百病的技术，似乎是可以一飞冲天，但往往一次次尝试一次次失败，反而会白白浪费发展的机遇；而那些常见的、基础的、最根本的问题，诸如一家医院的基本诊疗能力、环境与服务，往往却容易因为问题太过常见而被忽略。

再比如我们个人，我们在某一专业上的学识、积累的经验、学习能力与主观能动性、礼貌与素养、健康的体魄，这些可以称为个人的基本面；这些当然是好的，毋庸置疑的好的，然而很多人认为这些太过平常太过老生常谈而忽略它。

对健康的体魄总是寄希望于找到某一种独特的食品，煲汤一补便拥有健康，或者几天不吃饭诸如"僻谷"便能治病，而忽略了坚持平衡的饮食，适度的运动，才是健康的根本，即便亚里士多德都说了"life is movement"。

如果有人认为张悟本之流会比亚里士多德与叔本华更有智慧，那么此人必定是自视聪明的地道愚者。

所以我说期望实现发展首先就是要做好基本面，我们是需要机遇的，也欢迎些妙招来做些点缀，但机构面对社会，个人面对机构，基本面永远才是真正的决定因素。

就如一家上市公司，不论如何研究K线，打听内部消息，真正决定其长远股价与市值的，还是其核心竞争力与业务表现，因为这些是真正奠定未来期望的。股神巴菲特几乎不炒短线，短线进出的只有背后庄家与韭菜，而99.999%的人都是韭菜。

所以做好基本面，个人把时间与精力放到打磨自己职业素养上，机构管理层要把时间与精力放到提升环境、能力、服务这几项基本面工作上。

第2点，是要用价值观驱动。

迷茫是常态，能真正预测未来的人并不存在。高手如马云也只是相信所以看见，然后想办法自己创造出来。但是否一定如此，没人知道。而且很多时候，我们也不知道明天与意外哪个先来，就如没有人会想到这次疫情的发展会如此迅速。所以要知道，迷茫是常态。

能够让人在迷雾中找到方向的，只有真正找到并抓住对的价值观，然后以这个价值观来驱动自己的决策与选择。

个人可以有个人的价值观，而作为一个单位的同事，我们共同分享坚持以患者为中心的价值观。

价值观不能仅是挂在嘴边，贴在墙上。只有真正理解并且践行自己所认可的价值观，才能拨开未来的重重迷雾，只有长期的坚持实践所秉持的价值观，才能塑造出一个自己所期望的形象与未来。

所以这次在金华的年终会议上，我很直白地发问了，报告里挂上了以患者为中心，那么我们金华的医院究竟是怎么个以患者为中心，在哪些方面具体以什么形式做出改进的？这是需要我们不断思考、反思并为之实践的问题。

很多时候选择常常面临两难的境地，我们不可能保证自己永远不会做错，错误是种常态；不能保证自己每次选择与付出都有收获，失败也是常态；但我自己的感悟与心得，对所有的选择基于价值观，不论结果如何至少是不会让自己后悔的。

第3点，是需要有持续性的改进。

PDCA戴明环的管理概念早为人所熟知，就像基本面的内容一样，它的概念太过平常，缺乏新意以至于容易被我们忽略。

我们的天性依然是期望能有一个目标能够一步到位的，通过简单的思考，轻松的付出，得到巨大的收获。

这是天性，但不是常识。常识告诉我们，收获往往需要长期巨大的付出。所以我们要有远大的理想，但如果想让这些理想成为现实则一定要将目标做得小一些，然后在一个方向上做出持续性的改进。

就如同我们在门诊的一二阶段改革实践，是从开灯、更换桌椅到提升年资严谨排班逐步提升。外面的人看来好像一下提升很明显，身在其中的人不会有这种感觉，因为是一点点发生的，是一个较长时间跨度的过程。

今年基于前两年的基础，我们要做三阶段的门诊改革，基于老院区改造的机会，每个诊疗中心都会有自己的二次候诊区域、两到三间诊室以及治疗室，由此可以实现舒适候诊、有序就诊、充分沟通的三阶段门诊改革目标。

我们医院已经投入使用的全新外科大楼，只有当我们真正完成门诊三阶段改革的时候才算是进入4.0阶段。这个持续改进的方法论，用小目标、阶段式的方法实现方向性的发展是能够有效应用于实践的。

我们期望登高望远，但想着一下跳上七楼，往往只是想象；通过每级20厘米高的台阶，则不知不觉我们便上了七楼。

疫情汹汹，我们高速运转的社会每个人身在其中似乎也早已习以为常，有人说天下武功唯快不破，996白加黑只争朝夕，突然的"一级响应"似乎一下给这个高速运转、环环相扣的社会按下一个暂停键。

这个暂停键或让平常执着于慢生活的人都难以适应，故憋出了"普适性"的焦虑。但我想这个暂停也会给大家一个窗口，静下来思考一个更为长远、更为充实的未来是什么样的。

这个未来或许不再单纯以GDP作为目标来追求，而是大家能更好地理解人生的幸福与成就是什么，并为之做出更为长远而扎实的努力。

新大楼启用的管理论坛上，我提出了一个自己内心中一直存在的问题："中国会诞生梅奥吗？"我说公立医院能够不要过度以政绩为中心，民营医院能够不要过度以营收为中心，我们都能真正的以患者为中心，每天把自己变得更好一点，日积月累，我想中国总会诞生自己的"梅奥"的。

灾难带来挑战，挑战让未来看起来更加不确定。迷雾重重中，依然能够以明确坚定的理想、艰苦卓绝的付出、清澈善良的内心，面对自己面对他人，我想即使蒙上双眼，我们也能一直走在正道上。

此致，祝大家新春快乐！

2019.12.30

2019 年公开信《感恩过往，纵情向前》

　　1988年12月，我的爷爷田大中内心中充满了前所未有的喜悦。

　　不仅趁着改革开放的春风，实现了一直以来的梦想，建成了一栋1100平方米的"大楼"，拥有了一家属于自己的伤科医院，更重要的是爷爷远在台湾、至小就不曾谋面的父亲也将回来参加开业仪式。

　　这是爷爷的父亲离开大陆四十载后首次回乡，两岸关系的破冰让乡亲们也异常的兴奋，纷纷夹路相迎。

　　随着他台湾归来、衣着笔挺西装的父亲在众人的围绕中，为医院开业剪下那一段红绸，那一年，他的长子还办了婚礼，女儿田纪萍迎来了20整岁的生日，加上还有其他喜事一二，他说今年可是八喜临门。

他给这家刚刚成立的医院取名田氏伤科，用今天的眼光看这只是栋四层小楼，周围都是田野没有任何其他建筑，楼前只有一条土路。

然而与这个古老的国家一样，改革开放开始真正地融解每个人内心思想的坚冰，虽然物质上依然贫困，但是却让所有人感受到了未曾有过的热情与希望，我们终于拥有了追求自我幸福生活的自由。

最早是11个员工，陈安松、田新法、田芸、田素琴、丁彩芬、王云、宅珠，当然包含我爷爷、奶奶与父亲、姑姑，都是亲人与朋友。来的也都是慕名的患者。

家长式的管理，或者说并没有什么管理。员工就是家人，某种意义上，来的患者也是。有人骨折半夜找上门来，揉揉眼睛也就强撑着起来去看了。

我父亲说常心疼爷爷，因为他不能生病，太多人需要他。不过，其实也有清闲的时候。空下来的时候，爷爷会组织大家到不远的溪边野炊。他也爱下棋，小时候常让我车马炮，我从来没赢过。

1990年的时候，他做了件很有魄力的事。虽然每天的营业收入只有300元，他拿出了100元一天的待遇，请了杭州市四医院的孙强主任。

由此，孙主任开始每周颠簸七八个小时，从省城杭州跑到这个地处农村、门前只有一条黄泥土路的伤科医院，带着他的儿子田纪青一起开刀。

不得不说，我的父亲田纪青对于骨科手术是有着惊人天赋的。很快，他便成长为一名极为优秀的骨科医生，带着省级医院的技术，解决了一大批周边患者的病痛。其中，还包含了大量预后不良患者的二次治疗，积累了良好的口碑。

他说，有一年年二十九，他一天开了29台刀。

1995年，我爷爷穿着12元一件的衬衫，坐在医院院子里颇为得意。他说这次买的两件衬衫捡到便宜了。这几件衣服差价一省，如果换成砖头，又快可以砌一堵墙了。他是小平同志坚定的崇拜者，发展才是硬道理。

所以，随着那年小平同志南方讲话，民营经济进一步破冰，第二代医院落成了。

医院五层楼有三个病区，可以放100张床位。虽然爷爷在吃穿用度上极为抠门，但是对于这新一代医院设备配置确是大手笔。他问当时的麻醉科主任施洪亮，什么牌子的麻醉机好？洪亮答：德尔格。

没过多久，手术室就拉来了一台全新的进口德尔格麻醉机，那应该是整个缙云第一台德尔格麻醉机。

这样略显彪悍的投入在医院用房建设与先进设备配置上：1997年就引入第一台GE单排CT，以及后来全县第一台磁共振也就毫不奇怪了。

1999年的时候，第二代医院的五层楼基本已经住满了。我的父亲与爷爷一同商定了非常关键的一个决策——全国范围内招募主任，开始严谨分科。

由此田氏医院三个病区有了第一代主任，脊柱张振武，创伤蒋林海，关节宋文生。我父亲作为院长也从全面转向专攻脊柱，我的二叔田纪谓则专攻关节，他喜欢大家叫他总监。

还有专科下面的分工发展出了专病专人。有耳熟能详的许挺军许伽马（一天到晚做伽马钉），潘建平潘锁骨，陈伟清陈空心（一天到晚打空心钉）。

自此严谨分科，让田氏医院的骨科学术水平有了扎实的自我驱动发展力，开始以整体团队的技术力量展现，快速领先于周边医院的骨科技术水平。这个优势一直保持到了今天，田氏骨科系统是为数不多具备自己梯队培养能力的民营医院。

2000年改革开放继续深化，周边地区五金、机床等制造产业蓬勃发展。不免意外，断指、断肢伤情多有发生。我父亲和先前的团队都是开大刀的，对于需要绝对耐心和绣花针般手艺的断指再植并不擅长。

机缘下，我们结识了后来创立邦尔骨科的程栋院长和周海艇，合作共建手外科，他们带来了后来的田氏手足显微外科学科带头人焦利彬。

2001年，因为第二代医院实在人满为患，加铺到了厕所边，第三代医院开始如火如荼地建设。占地20亩，建筑面积有1.7万平方米，设计床位216张，我爷爷对我父亲说，这次的规模应该再也不用扩建了。

2002年12月26日，第三代医院还未落成，爷爷中风倒下，一直处于昏迷状态，直到六年后去世。

小叔田纪斌扛起了责任，他说他来负责未完成的装修。到第三代医院正式启用，内部大胆的配色、现代风格的设计让人耳目一新，时至今日未曾二次翻修，依然不显过时。

那年，他还去邵逸夫医院挖来了信息科主任章晋军，在大部分基层医院还在用纸笔办公的时候，田氏新医院每一位医生的办公桌上就配上了电脑，部署HIS系统，实现全院信息化。

2003年，二代医院的人员物资都过渡到了新医院。我父亲说，原是做了10万元预算用于开业庆典放烟花的。不过还是不弄了，换成桌椅、用具，捐给东方中学吧。就这样，润物无声的第三代医院正式开始了它的使命。

2005年，焦利彬主任的科室已经扩展到了60张床位，本来略显空旷的新院区开始变得热闹起来。现在的业务副院长、关节外科主任林谋明则刚从脊柱外科的一名普通医生调入关节外科。现在的手外科主任项伟刚刚入职，一连睡了三个月的值班室。

2006年，我们与花园集团合作开设了一家分院——花园田氏医院。

开设分院并不容易，虽然已经是医疗行业的行家，但技术与管理有差别，连锁化的发展则更为艰难，我们在缙云县城的分院就以失败而告终。好在邵总还是足够信任田氏，答应了所有的合作条件。

我们53%控股，10个月的时间，一期门诊住院大楼便完成建设投入使用。

我的父亲田纪青亲任院长，当时陆续派遣的一批组长，陈叶海、陈伟清、谭延熙今天都已是能独当一面的科室主任。丽水中心医院骨科主任柳育建退休后也决定以业务副院长的身份加盟。

一路求索，东阳分院今天超过6万平方米体量的建筑和超过1.2亿元的营收似乎已经淡化了我们发展初期的艰难与困苦。

2007年，浙江和江西的高速还没有直接贯通，不断有很多江西的患者通过七八个小时的车程送来缙云。其中，有个股骨骨折的16岁小伙子在转运路上，因为碎骨刺破股动脉没了。

于此父亲始终如鲠在喉，终于决心在江西德兴设立了第二家分院。第一任院长是张顺华，现任是技术全面、在严谨分科后第一个被允许各个科室完全轮转的骨干饶小华。

2009年，总院开设了颈肩腰腿痛专科，创始人王少俊。这是田氏医院最早开始探索骨科退变领域，是2015年之前整个医院发展最快的一个科室。王少俊主任带出了后来田氏系统最年轻、却是飞刀最多的脊柱微创骨干麻俊涯。

2011年12月，澳大利亚墨尔本，我说"终于毕业了"。我似乎是很向往参加工作，因为我感觉对如何管理、运营一家医院已经思考太久了。我高三的时候，就在课本的封面上写着"把每一位来的患者都看好了就是最好的营销"。

2012年1月，我正式参加工作，父亲似乎对把我放到什么职位上表现得有些为难，我的第一份工作是接待患者就诊，父亲说先熟悉流程。

三个月后，我自己草拟了一份文件，到院长办公室跟父亲说我要当院长助理帮忙签个字。他签发了，但是对这个决定，似乎依然略显为难。

那段时间，我最爱干两件事情：读《资治通鉴》，和时任业务副院长韩东强谈医院管理问题。我们一致认为现在有些太安逸了，田氏需要改变。等级医院评审是我们认为务必要推动的工作。

于是，内部游说、外部取经，成立等级评审办公室。今天回头看，我发现那时我的能力真正执行到位的只是购买了资料归档所需的三百个文件夹。

2013年，我骑摩托车摔断了腿，外踝骨折。给我开刀的是我的师傅创伤骨科主任洪勇。洪主任今天是亚太足踝委员会的委员，我帮他拉过很多个外踝骨折的勾。他一直游说我的父亲亲自为我主刀。

但父亲思考良久，还是说："现在你足踝做得比我更好。"洪主任说，这是他开过压力最大的一台手术。因为他每开一刀，父亲就在他背后拿手机拍一张。

2014年，参加工作两年的我虽然心有猛虎，却感受多有挫败，于是毅然选择了去杭州创业，然后感受了更多挫败。当然难得的是，那段时间收获了大量的朋友。

2015年，我离开了杭州的创业公司。而早两年离开田氏、同样出去"放飞自我"自主创业的原麻醉科主任施洪亮已经当了三年青田维康骨科医院院长。

不过他应该也感受到了创业的压力不一般，他很神秘又很诚恳地跟我说："我这里有家医院很便宜，你要不要？不抓紧老板就要卖给别人了。"

2016年，受困于成长性压力，我毅然决然的签订协议并购青田维康骨科医院。3月开始改造工程，9月10日更名为青田田氏骨科医院，正式重新开业。

父亲派了王忠出任青田分院业务院长，王忠最早是缙云本部关节外科的医生，后来到东阳分院升任关节外科组长，是军人出身，颇有担当。新院开业他和我讨论怎么办，我说："没事，就是干！"次年，青田分院业务增幅翻了一倍。

2016年10月，真正的集团化架构搭建完成，集团行政总部正式成立。我们开始用浙江田氏骨科医院集团的身份进行发展。

2017年，位于金华和义乌之间的金义都新区，金华田氏医院历经挫折终于在12月完成所有的筹建工作，正式开业了。焦利彬、蒋林海兜兜转转回到了田氏系统，出任院长与业务副院长。我和焦院长说："你们回归的意义甚于新院的开张。"

不过瞧瞧现在这些挑战啊，2012年我还和老韩讨论田氏太安逸了，现在看是否那也是一种幸福呢。

2018年，缙云田氏总院完成了12层外科大楼和两栋新宿舍楼的扩建基建工程，开始进入装修。

这是第四代医院大楼了，距离1988年已经过来了30周年。为了更好地纪念与传承，我们还正式将集团名称从浙江田氏骨科医院集团更名为浙江大中医疗集团。

对于已然离开我们的创始人，今天看着总院新大楼的落成，丽水医院超5万平方米体量的建筑完成基建，他的曾孙出生，孙女十岁，女儿五十岁，也是作为孙儿的我三十虚岁生日，再加其他喜事一二，于他而言，今年应该也是八喜临门吧。

今年，为金华分院办公室面试招聘了一个叫梅纳川的年轻人，我问他："你了解我们吗？"他说："目前还不怎么了解。"我又问："那你会选择我们医院就诊吗？"他说："会。"

"这样不够负责。"我说。不要因为入职了我们医院，就理所当然把某个患者包括自己推荐给一个不了解的医生。去了解我们的故事，去了解我们的团队，去观察我们的临床现在擅长的是什么。

如果引荐某个患者给某个医生，一定是基于充分的了解和信任。

2018年，新员工入职培训会上，我提了田氏的办医初心：以患者为中心，以临床为核心，办一家好医院。还说了我们的使命：始终提供先进、稳定、优质、平价的诊疗服务。

这初心和使命绝不是我发明的，而是田氏系统基于过去30年实践的总结和坚持。

2019年，江西分院要迁入到全新的院区，缙云总院新外科大楼要投入使用，在杭州还会设立一个行政中心，功能定位是专科医院的标准化筹建。

我们依然拥抱变化，迎来发展。这几年很多人离开了，很多人又回来了，还有很多人一直都在，大家的经历各不相同，相同的是三十年间我们大家都成长了。

今年是改革开放四十周年，变化天翻地覆。今天中国已经是全球第二大经济体，发展解决了很多当年的困难，也衍生了更多现在需要解决的问题。面对今天的发展与困难，我们回顾过去，纪念过去，感恩过去，不是要回到过去，而是要用更坚定的勇气拥抱未来。

当年迎着改革开放的浪潮，田大中先生种下了一颗种子、一个凤愿，尽己所能办一家自己的医院。这颗种子生根发芽长出枝蔓，里面有我们太多的过往与故事，它们交织在了一起，是在其中者眨眼便已逝去的青春与时光。

我们怀念过去和谐的医患关系，苦恼于今天被搅臭了的医疗市场；我们怀念过去家长式轻松地管理、甚至不需要管理，一个纯洁干净的社会环境，苦恼于今天太多的诱惑与激烈竞争带来的发展压力。

然而，面对未来的挑战与不确定，我一直相信内心向善会是人性最大的力量。初心也是赤子心，医疗行业所有坚守医疗本质、所有向善的力量，都是我们的伙伴、我们的战友。

未来三十年，我们要继续去做一家好医院，未必是多大的规模。相信大中先生创建的平台上会继续上演我们每个人自己的故事。而我一直坚信私立医疗机构是可以走在行业最前沿，成为这个国家新时代的骄傲。

感恩过往，初心不改；

坚守使命，纵情向前。

再见2018，谢谢，过去的三十年。

你好2019，你好，新的三十年。

谨以此文纪念改革开放四十周年，缙云田氏伤科医院建院三十周年。

2018.12.30

2018 年内部信

关键词：高品质、集团化；全新形象、全新印象

各位同仁：

大家好！

时间过得非常快，一眨眼一年又过去了，相信每个人都在自己的岗位上有所收获。我们共同回顾这一年看看我们自己通过努力所取得的成绩，我们有没有学会新的知识，掌握新的治疗方法与技术？有没有获得比往年更好的收入为家人备一份更好的年货？有没有让每一个信任我们的患者都能得到良好的治疗和帮助？

梦想其实常常不是一个遥不可及的目标，而是我们不断努力前进的过程，那便是梦想。

感谢各位同仁又一年的辛勤工作，回顾过去展望未来，这里我想说三点。

一、2017 年工作总结

2017年我们完成了全部宿舍楼的改造工程。每间房间都铺上了木地板，重新粉刷了墙面，再配上空调、电视和WiFi，我们深切地感受到现在90后都快30岁了，离开WiFi谁能活得下去，除非移动能便宜地推出个无限流量的套餐。

2017年我们完全翻新了医院食堂，植入阳光厨房，用一块透明的大玻璃让大家都能监督餐饮卫生。但还是对先前那位前来应聘在底下大食堂吃了一顿拉了几天肚子然后就离开我们的同仁深感愧疚，所以今年恰好有这样一个机会就一不做二不休重新装修了，我自己去吃了好几次味道还可以，重要的是没拉肚子。

2017年我们终于下决心要把医院环境卫生问题彻底改良。我们知道保洁阿姨非常辛苦，然而院区环境卫生要求是个客观标准，好在引入的第三方保洁公司还是比较专业，经过几轮大扫除把许多死角清理出来了，当然卫生是一个长期问题，严格保持高卫生标准，包括我们的手卫生规范。养成良好习惯，要能把卫生保洁工作再搞好些，每个人也力所能及做一些，然后让保洁阿姨们也稍微不那么辛苦些，大家认为可好？

2017年经过半年多准备工作，全新外科大楼的扩建工程终于开工了。我不知道你们是否与我一样喜欢每天站在现在的住院楼上看看工地上的进展，我并不知道大家对于这栋大楼的想象和期待是什么样的。我可以告诉大家的是这栋大楼将代表未来十年我们整个田氏系统最先进优质的环境和条件，所以这样一个优质的环境我们可否将我们自己的工作打磨得再细腻些，好的硬件需是要配上更好的软件才是真正的进步。

2017年还成立了等级评审办公室。是的，很多人想说做那些条条框框还有一堆不置可否的文字工作却要耗费大家那么多心力是为了干嘛？先前很无奈的也只能用一个受医保政策和分级诊疗结果的影响来直白说明，告诉大家这个事情得做下去。虽然背后的深意怕大家感受不到或感受不深，还是想就此说一说。现在政府主导的等级评审工作也在改革和发展，我听说最新的版本是大幅度参照了JCI标准的。JCI的标准很大程度上是Value based，基于价值观所产生的，这个价值观就是"以患者为中心"，先前在中国医师协会的会议上听张雁灵会长讲了一个观点感触颇深，就是未来医院的新模式是什么？"以患者为中心取代过去的以疾病为中心就是新模式"。所以我们确定就做等级评审实际上这绝不是一个教条的工作，而是也能够基于价值观导向，让大家能深入地思考，这是个以患者为中心的新时代。那什么是以患者为中心，怎么样是以患者为中心？JCI和新版的等级评审标准某种程度上来说就是来回答这个问题的。我买了最新的第六版JCI评选标准通读了一遍，我想各位中高层干部如果不熟悉不深刻理解此套标准并把自己的专业结合到工作中，那我们才是教条的刻板的。

2017年我们开始了新的门诊改革。其实门诊的改革一直在进行，最早我们只有一个骨科门诊，然而病区后来的分科太细发展也太快，前面的一线门诊常常并不了解病区很多新的治疗方式与治疗理念，所以造成了一个不好的现象，门诊收治的沟通方案和病区最终的治疗观点常有冲突。先前几年由关节外科病区先行试点，开设了自己的关节外科门诊由此来降低病区与门诊的信息不对称性。后来推广到各个病区，然而现在我们发现由于专科门诊多了，各病区配备的门诊力量和管理方式参差不齐，虽然解决了病区门诊的不对称性，然而又暴露了一个新的问题就是门诊质量的不稳定。所以我签发一份红头文件对门诊标准做了最低要求，还把几位病区主任都忽悠了出来出固定的专家门诊，同时决定要将门诊的环境改善一新更换桌椅电脑。我想大家且行且珍惜，门诊作为窗口和接触患者的一线，它的能力与形象很大程度就是我们医院的形象，每一个能跑到我们这样一家地理位置相对偏僻的患者都不会是图方便而一定是出于信任，我们任何一个人都不应该去辜负这种信任。

2017年初步梳理了定价原则。随风潜入夜，润物细无声。长期亏损与糟糕的财务指标当然是不可持续的，是不负责任的，是没有未来的，但治疗费用与药品等一系列的定价原则如果偏高了同样是不符合可持续发展精神的。今年对反馈的价格偏高的报告做了多次调研，发现确实有部分门诊常见药品和某些病种的治疗费用要高于同级公立医院。我们说过我们民营医院的竞争力从何而来？技术环境要向三级医院靠拢，价格要能做到不比二级公立医院高。我们要去打造一个节约型的组织，实现良好财务表现必须要依靠提升运营效率，尽可能避免管理与治疗过程中的浪费，而不是简单粗暴且无脑地提升收费标准增加患者负担。所以今年下半年我们对锁骨、桡骨远端等简单病种先行制定了单病种治疗与费用方案，同时已经将门诊一系列常用药物的价格降至同区域的低价位。当然市场价格是一个不断变化的过程是动态的，我们欢迎大家从自己本职工作出发给院部提供更多的客观的参考信息，协助医院保持定价原则的合理、竞争力与可持续。

2017年集团引入了用友财务系统和医步云系统。信息化的提升是未来竞争力塑造与效率提升的重要抓手，所有集团及下属医院管理层都应该投以充分的关注和重视。引入用友系统我们希望能够就此构建起一个完善、高效、规范的集团化财务管理体系。引入医步云系统我们则意在能够通过先进的信息工具去关注到每一位患者的预后，是的，是每一位。我们现在所属医院每年出院患者两万有余，对于一线同仁当然我们接触的是一个个鲜活的个人，但对于科室与医院管理层如果只是去分析冰凉的数字而忽略背后是一位位鲜活的个体，那是可怕的一件事情。充分地尊重每一个个体，才是对集体的尊重。

2017年丽水医院的土建工程已经结束。是的，虽然丽水南城整体发展的还不错，但那里隔壁地块看着还很荒凉，不过我们也看到整体在一点点变好。对面学校开出来已经一年多了，周边的土地也都已被开发商拿去，斜对面的楼盘还涨了不少，医院面前是直通未来丽水机场的主路，交通区位会大幅提升。我们现在很头疼未来这家医院团队的问题，在丽水医疗市场的竞争也是非常激烈，我想这家医院的开设对各位同仁对集团都一样，是挑战也是机会。

2017年金华分院开业、青田分院业绩翻番、花园田氏医院大幅增长。17年集团化策略初见成果，我们的整体业务占比已经有将近一半来自分院业务，就如退变近年的发展在整体业务中占比不断提升，现在也是一半左右的意义一样，这代表了未来的发展趋势。集团化策略曾历经几次大辩论，反对集团化的主要理由是认为分院业务会对总院业务形成截流效应，然而在实践过程中虽然某些区域市场确实出现了一定程度的截流效应，但整体冲击并不大，而集团化带了发展势头、团队活力、成本优势以及更加优良的职业通道则很好增加了我们的核心竞争力。当然在坚定集团化发展的道路同时我们必须深刻认识到，随着规模的扩张核心质量控制的要求会越来越高。

二、2018 年宏观展望

我们身处医疗行业，对于医改走向与我们是息息相关的，要能够顺势而为。在党的十九大会议上，习近平总书记提出来健康中国，没有全民健康就没有全面小康的概念。而目前三明医改模式得到大力推广，医保控费愈来愈严格。由此我们从宏观上勾勒一个医改的基本出发原则就是"财政可负担的前提下，实现全民健康有效保障与公共卫生基础系统的正常运行"。

中国社会由于实行了长期的计划生育政策，导致人口结构不均衡，一旦人口红利消失，老龄化社会的迅速到来会非常猛烈。老龄化人口结构的来临会影响诸如消费结构、就业结构等多种方面，然而首当其冲的就是社会保险基金和医保基金。某种程度上，老龄化人口结构会继续推高拓宽健康产业市场规模，但另一面就是对政府财政的负担加重与冲击。

当然老龄化社会必然来临，就以目前的健康产业结构，医保基金被击穿也是必然的趋势。一个两个区域的基金穿底仍然可以通过发达地区结余部分来应对调配，然而如果大范围的医保社保赤字则是会出现老无所养，病无可医，大量因病返贫的情况。这不单是行业问题，更是社会问题政治问题，是会影响社会稳定的。所以面对医保社保基金收支失衡的风险，如何让财政可负担，变得尤为重要。

目前可以说中国的医院是世界上运行效率最高的医院，大型与超大型的公立三级医院每年门诊量动辄三五百万，而患者的等待时间实际上并不算久，效率是非常高的。但是中国的整体医疗系统运行效率却又是非常低的，因为基层医疗资源的匮乏与薄弱，大量多发病常见病全挤到三级医院这种本应针对治疗疑难杂症和高质量病种的地方，而基层医院门可罗雀。由此闲置浪费了大量医疗资源，也间接大幅抬高了整体就医成本与财政负担。

所以这个背景下，分级诊疗的大方向与医保的严格控费一样是必然的不可避免的，这两个举措的根本都是要让政府财政能够在未来完全老龄化人口结构来临的时候可负担。而今天中国社会又是处于消费升级的阶段，2018年经济会议上总书记提出来中国经济从高速度增长转为高质量增长的发展阶段，全民对于医疗服务质量的要求同样会越来越高，某种程度上医疗服务成本当然也会变的更高，然后全民的医疗费用支出又要让社保基金能够承担，这里便可得出一个广为认可也是广为流传的观点就是医保一定是保基本的。

基于这个消费升级和医保控费的矛盾，我们可以审慎研判出一个现象，就是中高收入阶层的医疗消费从现有医保总额预算下的公立医院会逐步溢出，这部分溢出便是真正推动商业保险发展和医院自费医疗服务结构发展的真正推动力。而基于这样一个宏观发展背景，我们所需要做的顺时应势、抓住发展机遇便是办一家有能力承接此部分市场需求的高质量高品质的医疗机构。

三、2018 年工作目标

2018 年，充分考虑行业宏观发展趋势，深度结合自身优势，制定集团基于新时代的战略发展规划便是：高质量、集团化。高质量顺应消费升级，集团化适应分级诊疗。

我们所期望实现的目标有三：一是全面建立集团及所属组织现代化治理结构；二是全面完善集团及下属单位经营合规性；三是全面提升集团所属医院医疗品质、运营效率、员工待遇。这三个目标实现了，我们的发展才可称之为高质量、集团化。

实现第一个目标，2018年我们需要继续梳理组织框架，权职分明。

实现第二个目标，2018年我们要继续把三十八项整改意见落实到位，不能投机取巧。完善内控制度，用成绩说话不用人情说话。

实现第三个目标，2018年我们年会的主题叫作"积势蓄能"，其核心实际上就是要提升医疗品质、运营效率和员工待遇。

如何提升医疗品质？

1.继续深化门诊改革，全面升级门诊环境，使之能够与全新外科大楼的水平所匹配，继续门诊力量的升级和门诊专家的宣传工作，我们用所有的宣传力量去塑造我们自己医院专家的良好的个人品牌，因为我们相信医院的品牌是由多个符合我们医院价值观的医生个人品牌所构成的。

2.聚焦核心病种精益求精，民营医院的资源和力量是有限的，我们不能够把所有的事情都做完都做得完美，然而今天的患者期望是不断升高的。所以我们需要把精力和能力都集中起来做出自己专长的核心病种来，在某个领域做到最好。针对老龄化人口结构的必然来临，我们优先选择肩痛、颈腰痛、膝痛和手麻四个方向，并且通过推动每月一次的精准义诊配套实施。

如何提升运营效率？

1.我们要全面提升信息化水平，信息工具是这个时代最主要的生产力来源之一，高效完善的信息系统是降低运营成本，准确分析经营指标提升效率的重要手段。

2.我们要将自己从节俭型机构向节约型机构去转变，民营医院的经营非常不易，我们的发展来自长期的勤俭而来的点滴积累。然而面对消费升级与患者期望的提高，我们须将资源进行更为有效地调配，在涉及医疗安全和患者体验的环节投入更多资源，诸如就诊区域的环境温度和光环境、核心业务人力成本的提升以及院感控制等等；而行政区域能耗、非核心人力成本的低效与仓储领用环节的某些浪费现象要进行严格的控制。适用新的精益管理理念才可称之为节约型机构，以更低的成本提供同品质甚至更高品质的医疗服务在充分竞争的时代才具有生命力。

如何提升员工待遇？

建成全新宿舍大楼，中间再来个灯光篮球场；优化临床岗位职业通道的纵深，增加骨干人员成长性，逐步提高基层岗位的基础待遇；欢迎大家用平和的心态和预期在2018年缓缓感受。

坚守医疗本质，从而拥有一份医疗从业者所应该具有的真正的自信与荣誉。

我们从事医疗行业如果不足温饱，那是行业的耻辱而非我们之过，然而既然身在医疗行业就不该单纯把其作为糊口的职业。

很荣幸与各位优秀同仁又一同携手走过了一个完整年度，更高兴新的一年能继续与各位优秀同仁继续携手前行。

相信我们每个人都在工作中收获了属于自己的成绩、属于自己的成长、属于自己的情感。

感恩有你，我们2018年见。

2017.12.30

附 历史图集

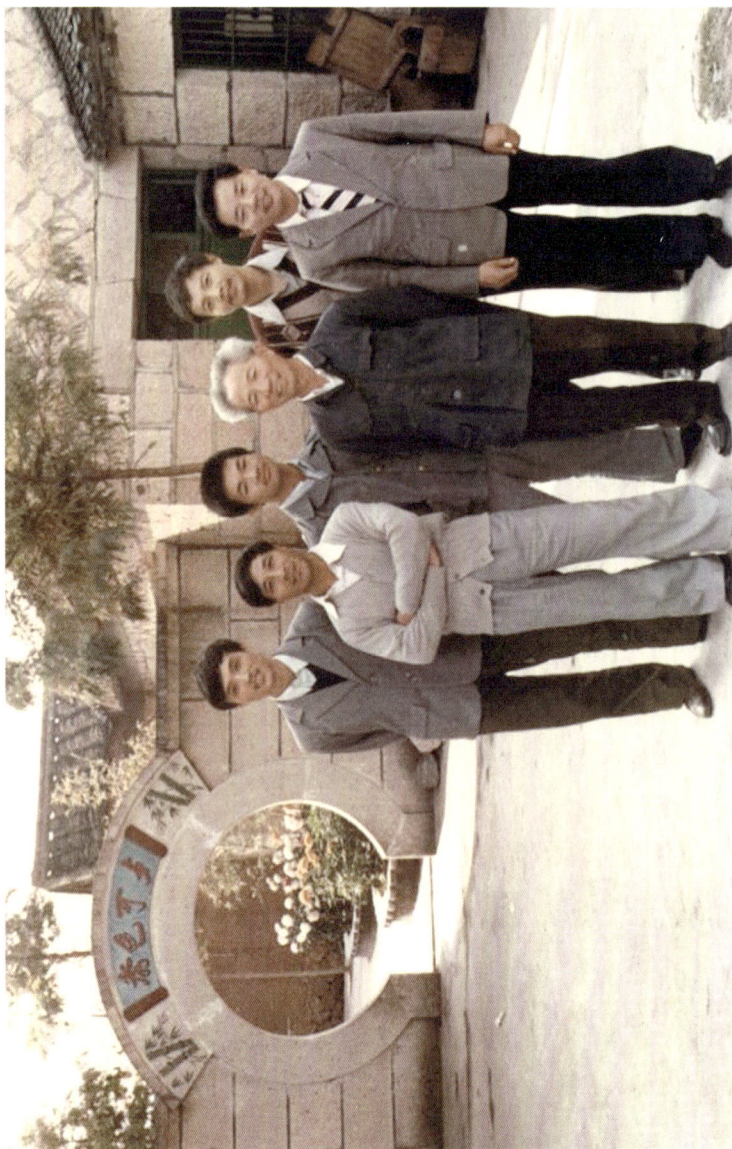

1986，医院创始人田大中与第二线管理者田纪青在卫生院

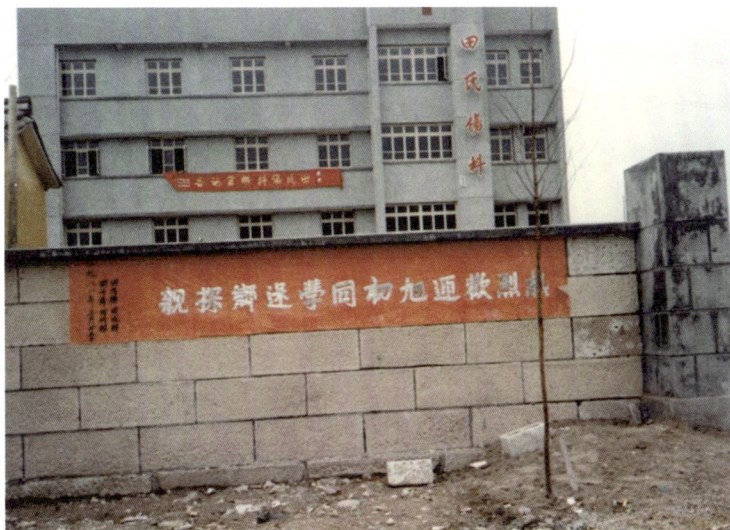

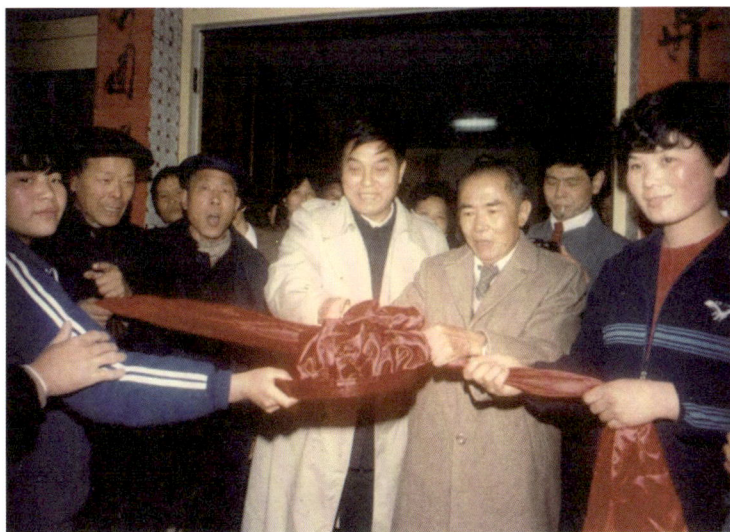

1988，爷爷的父亲田旭初先生
台湾归来并为第一代医院剪彩

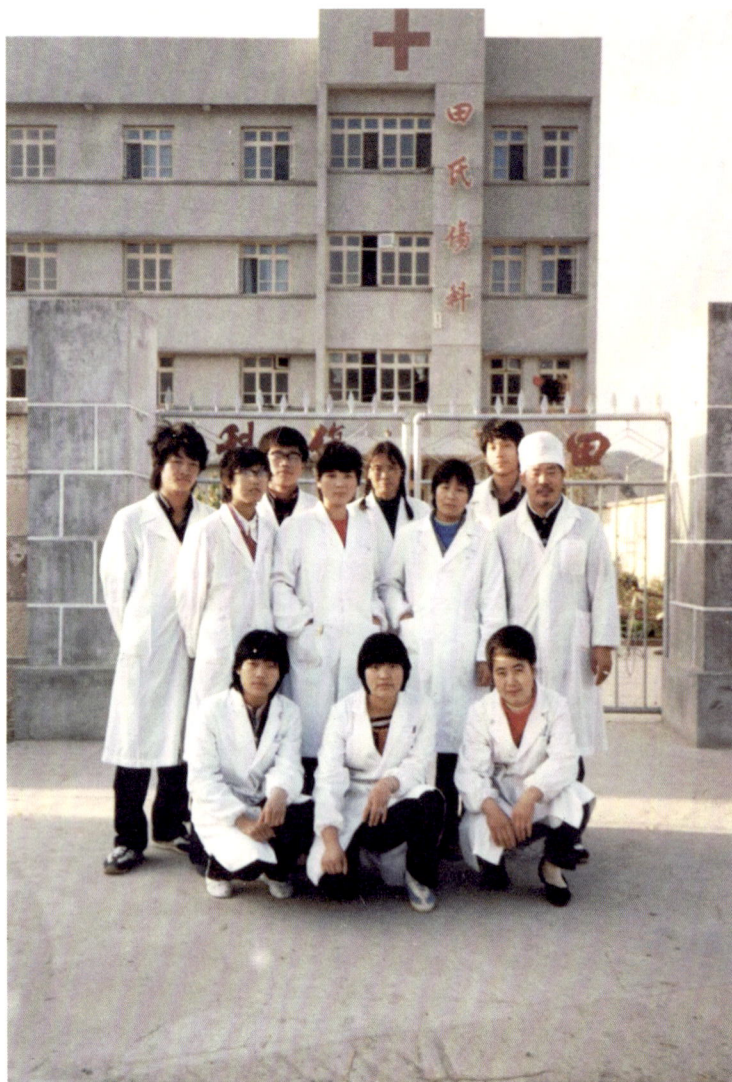

1989，创始团队

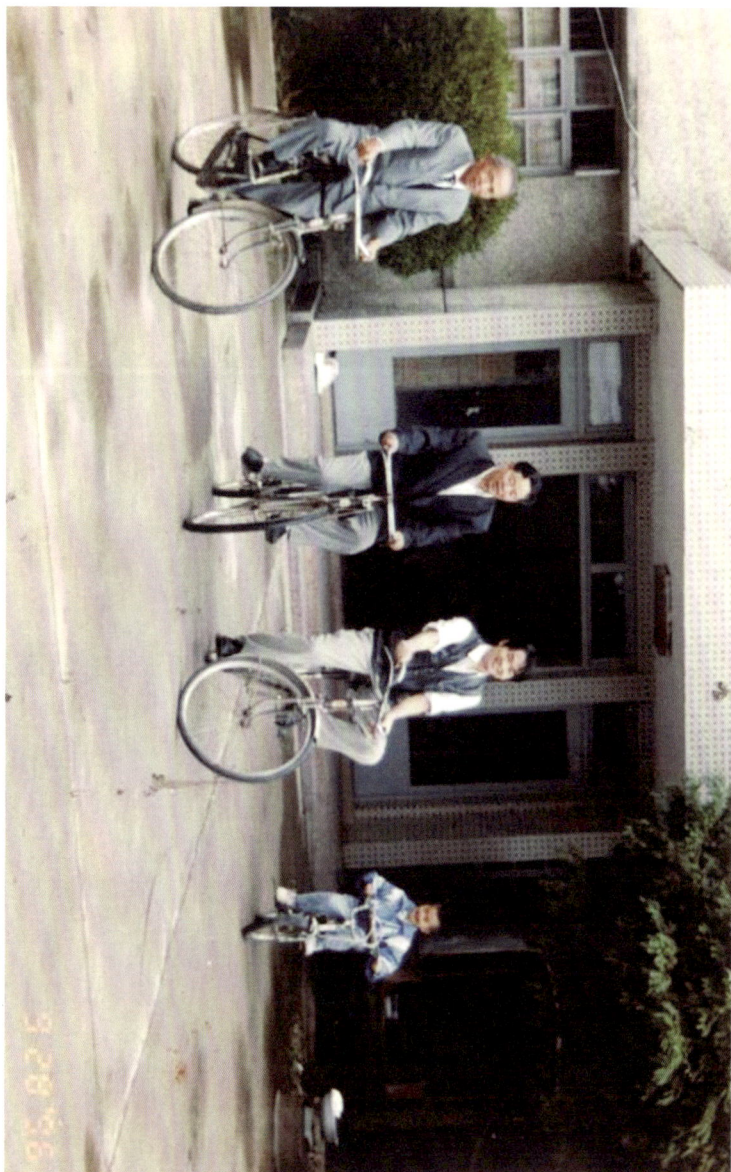

1996，医院的四代管理者同骑

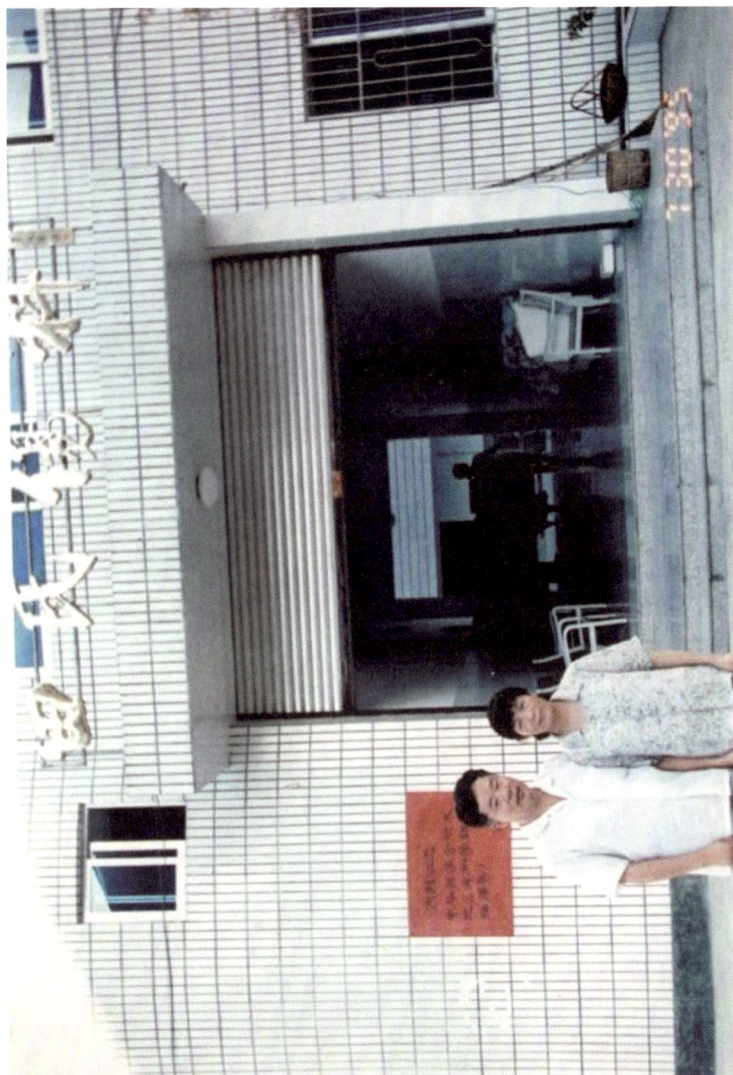

1995，田大中伉俪在第二代医院

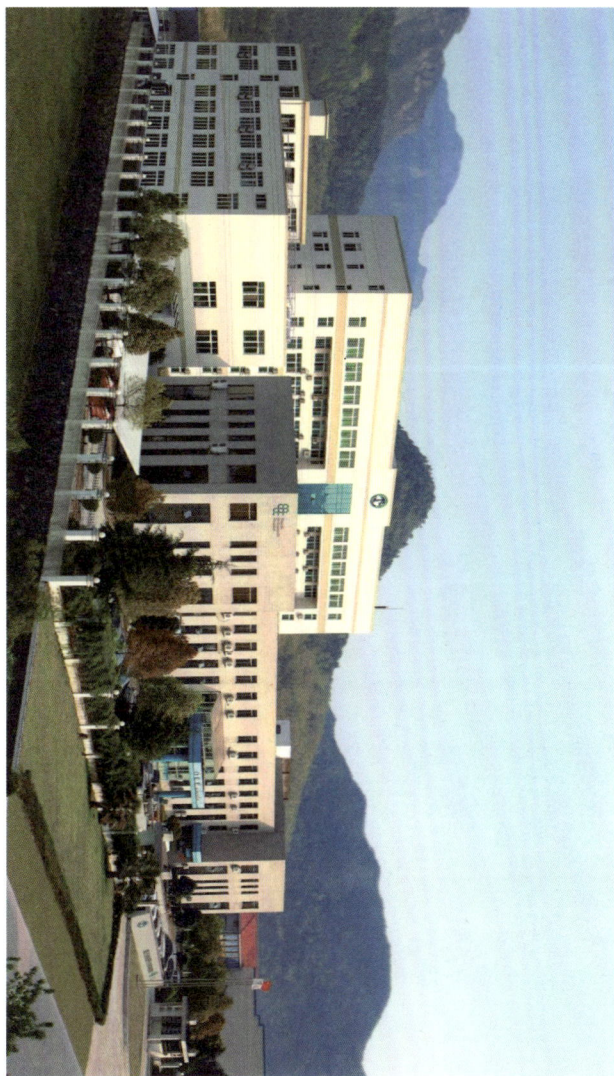

2002，第三代医院

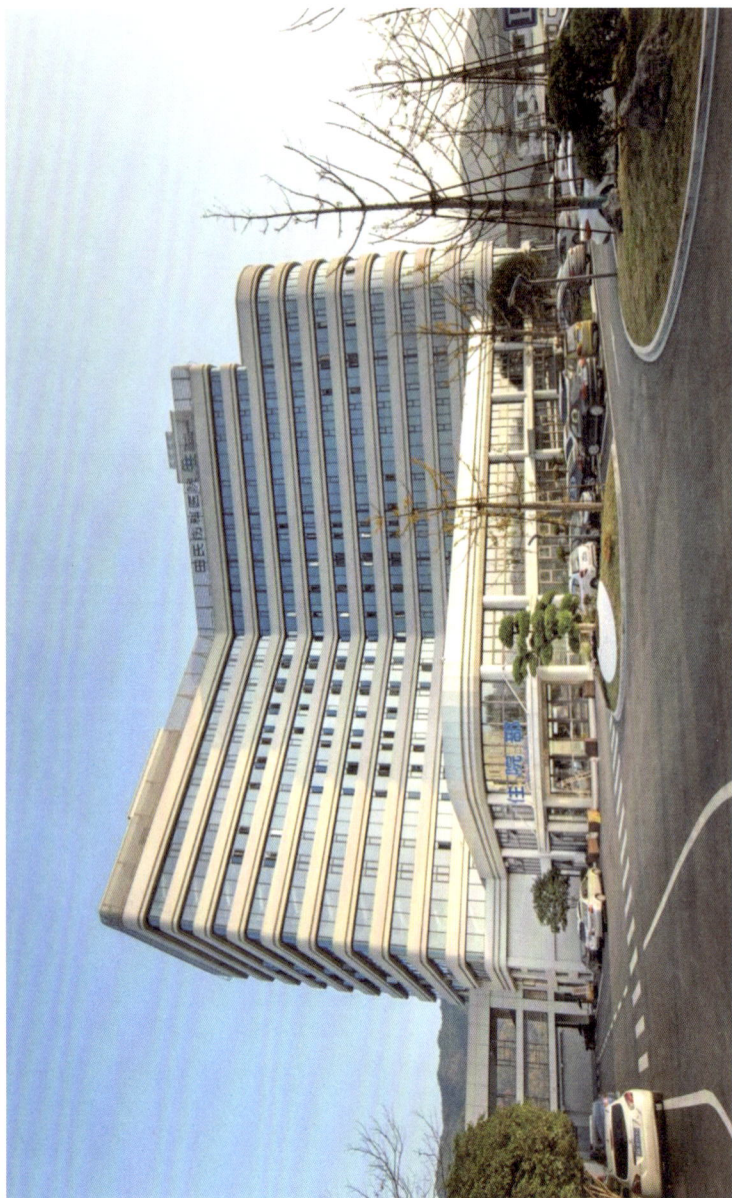

2019，第四代医院大楼

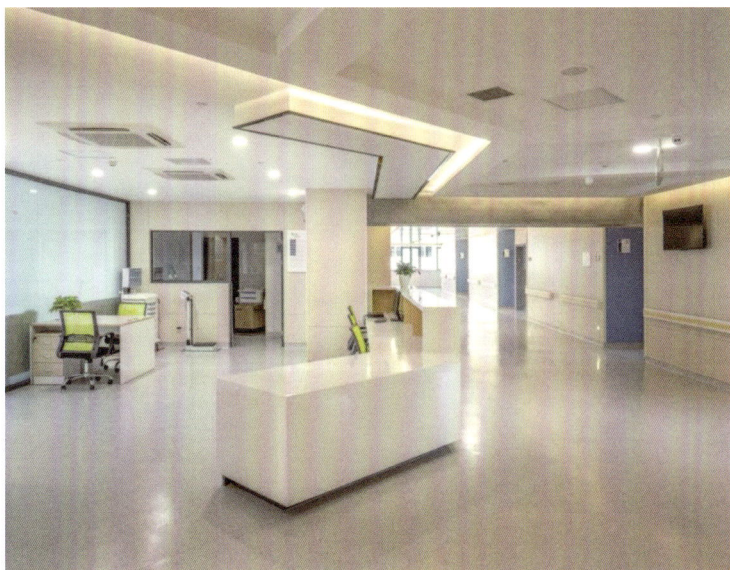

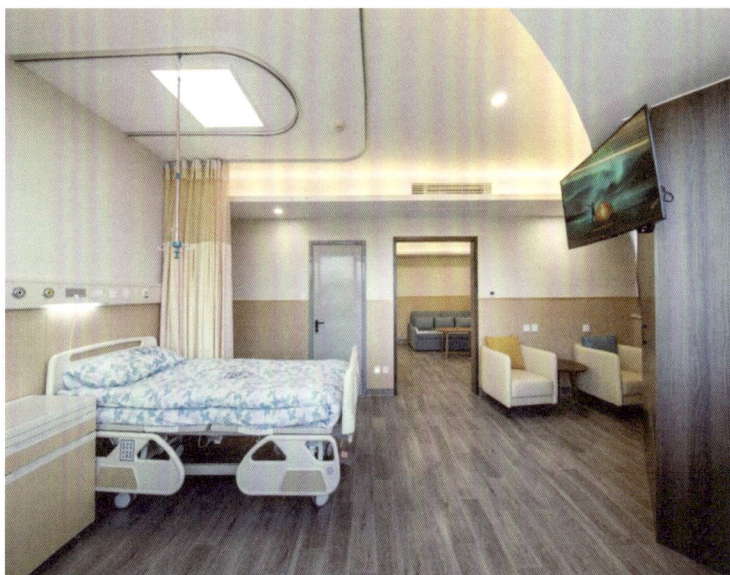

2019，新大楼内景

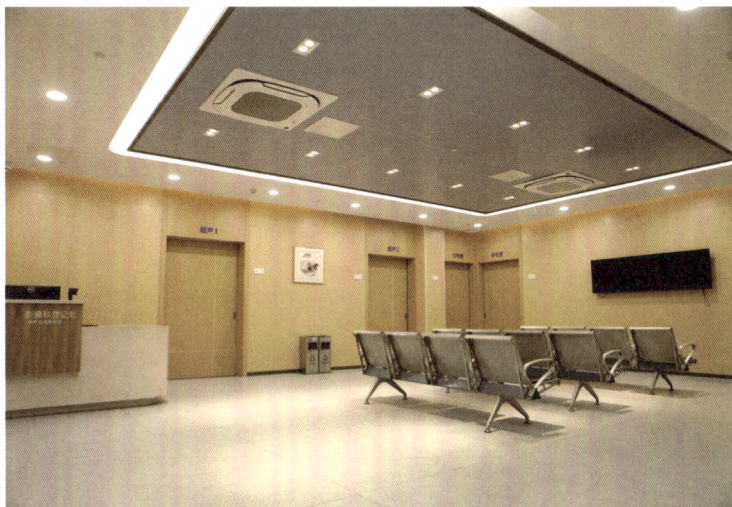

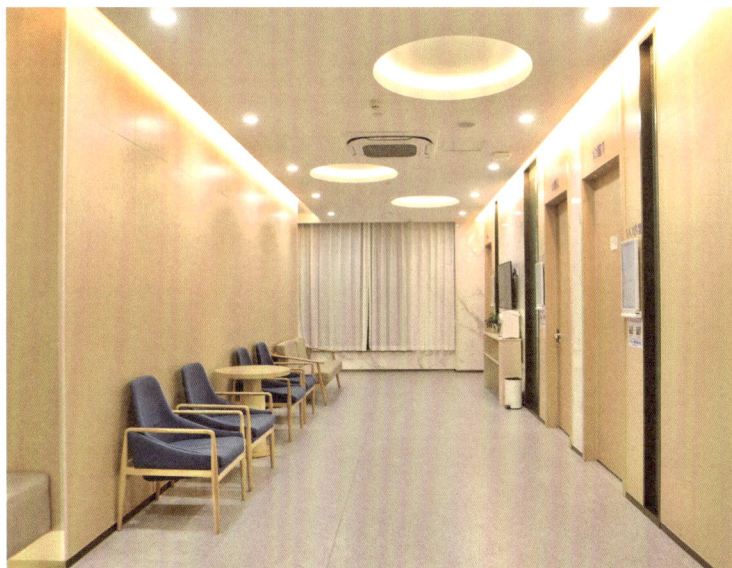

2020，改造后的门诊诊疗中心

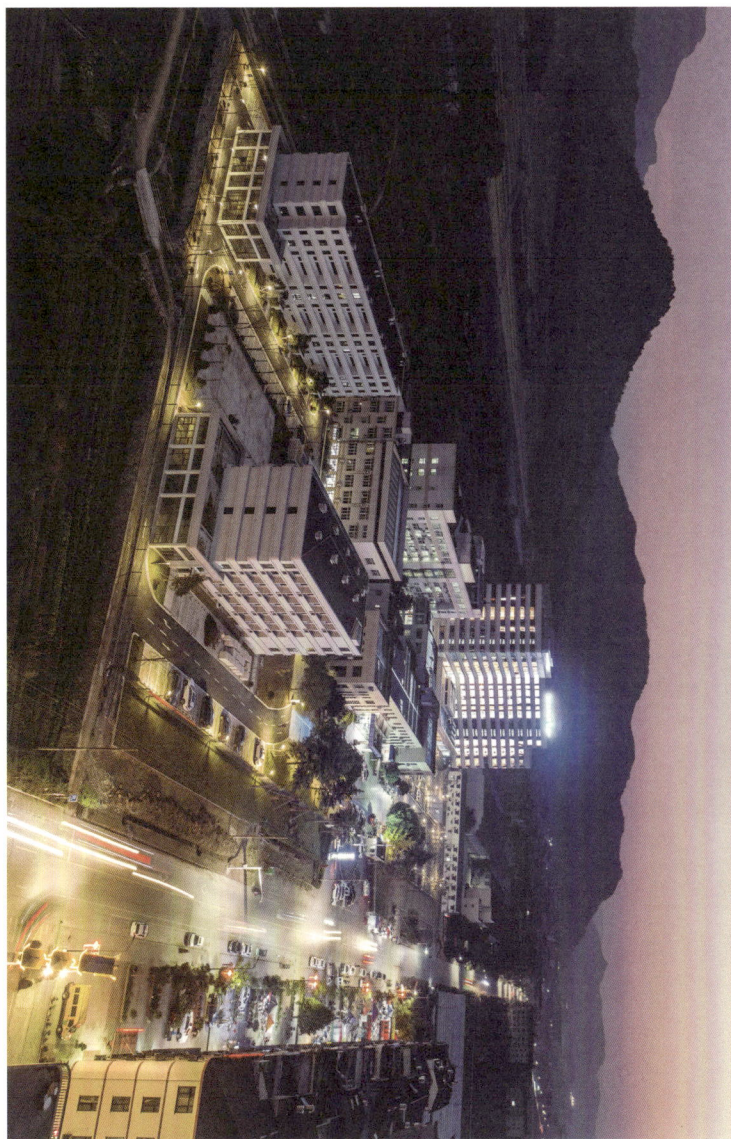

2020，缙云田氏伤科医院全景

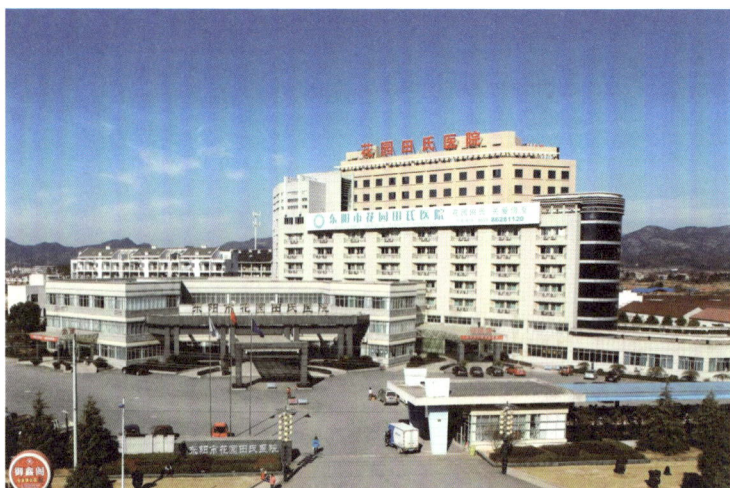

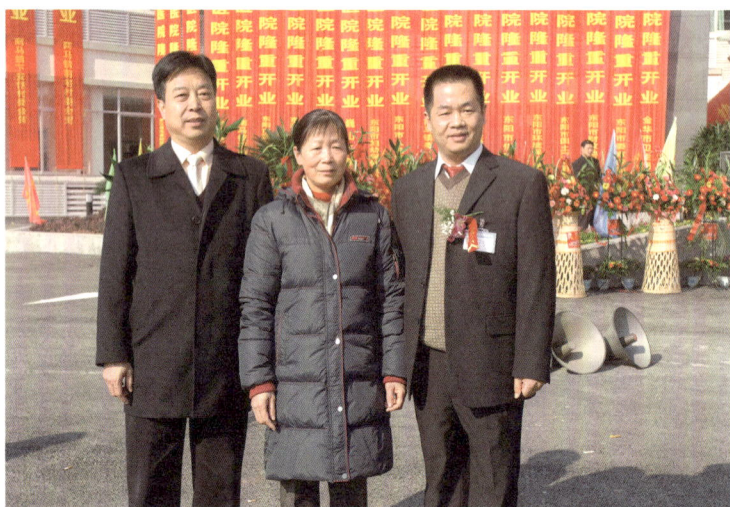

2006 年与花园集团合作建立东阳花园田氏医院

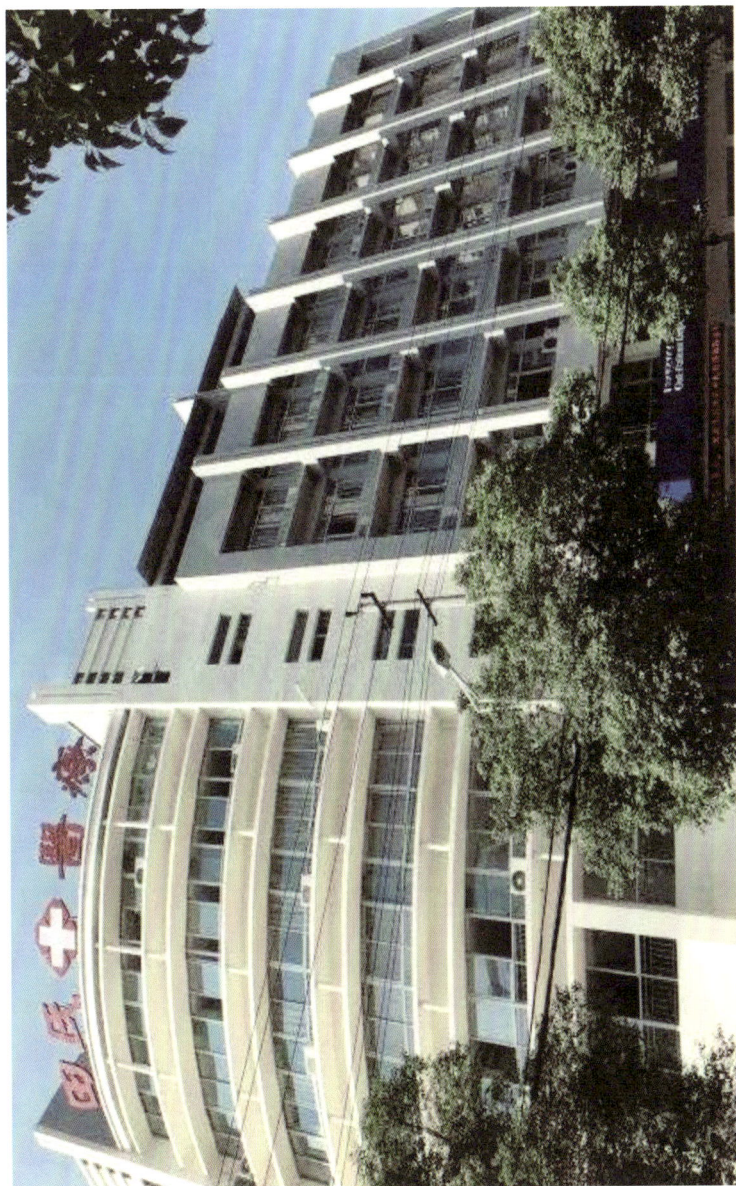

2016，青田田氏骨科医院

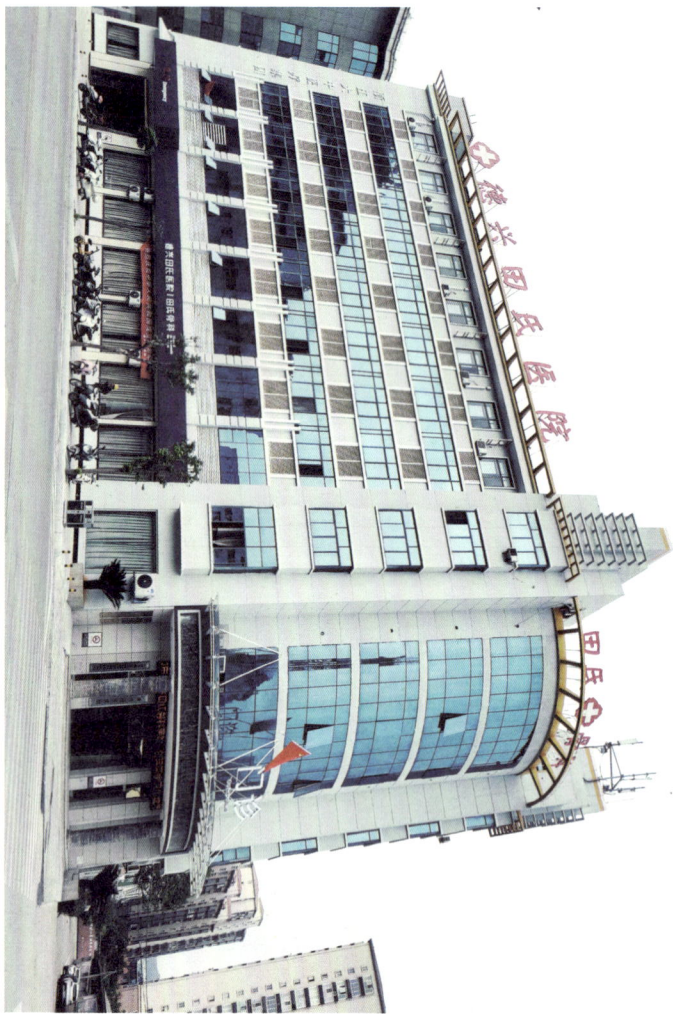

2007 建院，2019 迁建江西德兴田氏医院

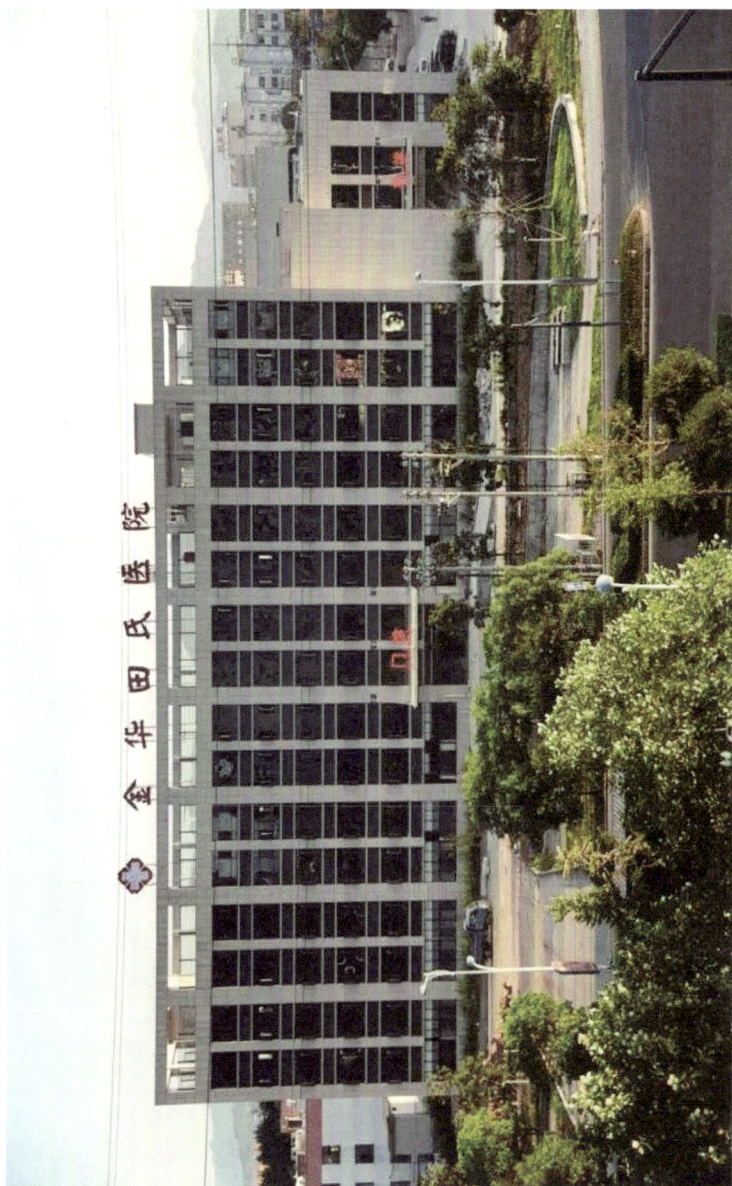

2017，金华田氏医院

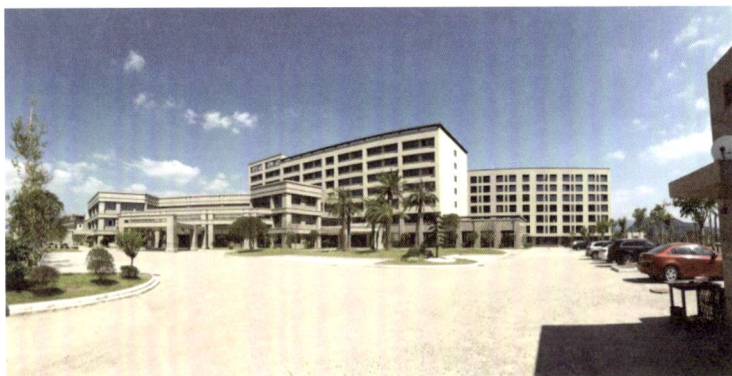

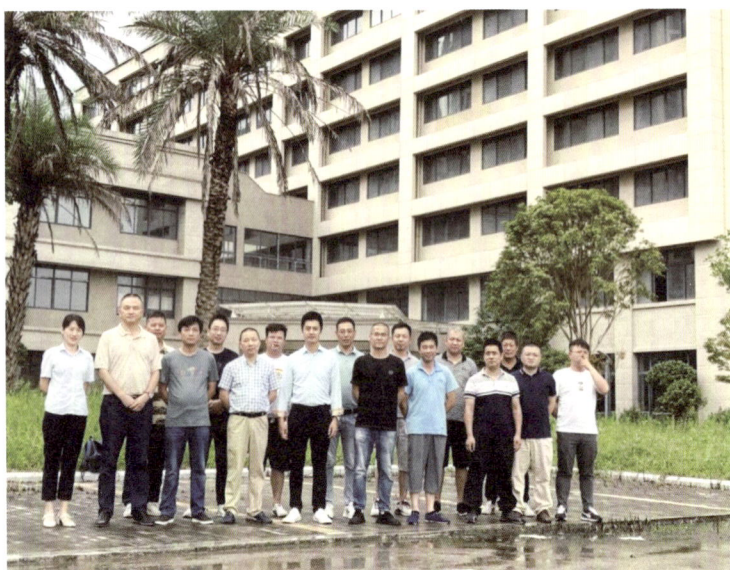

2021，筹建中的丽水田氏骨科医院

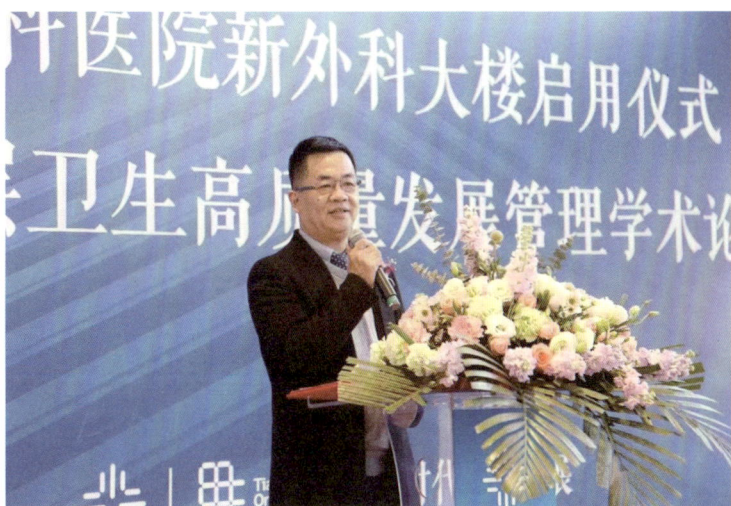

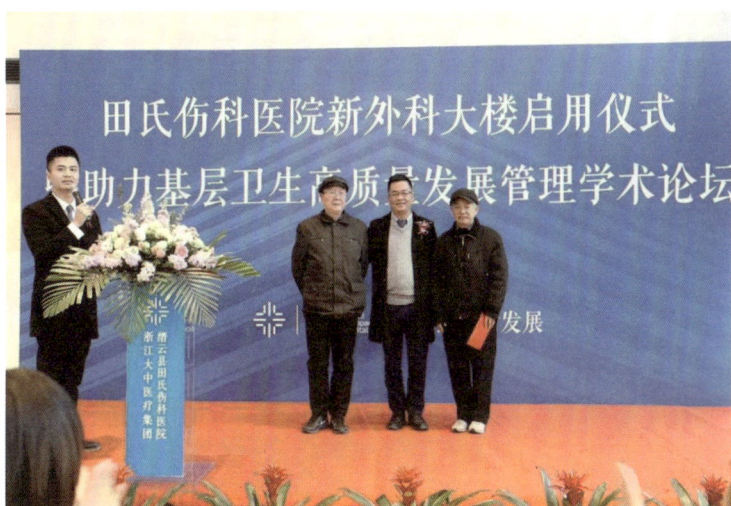

2019，新大楼启用仪式上田纪青院长与孙强、孙国平两位主任

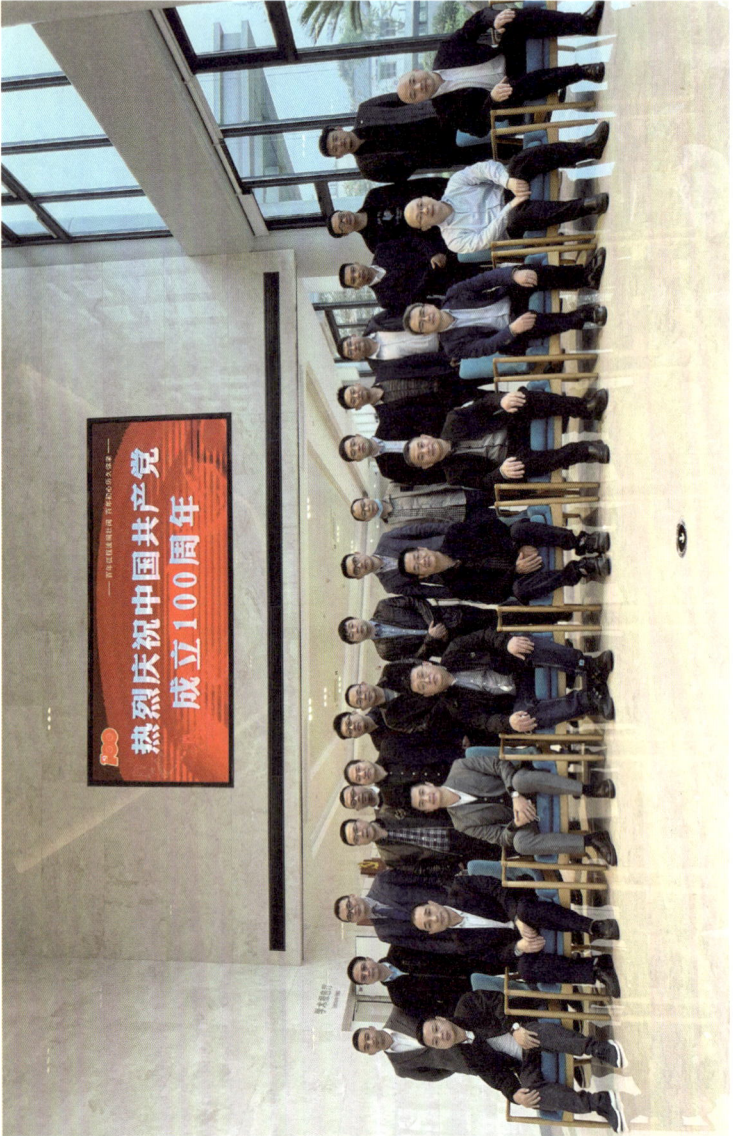

2021，临床学术年会

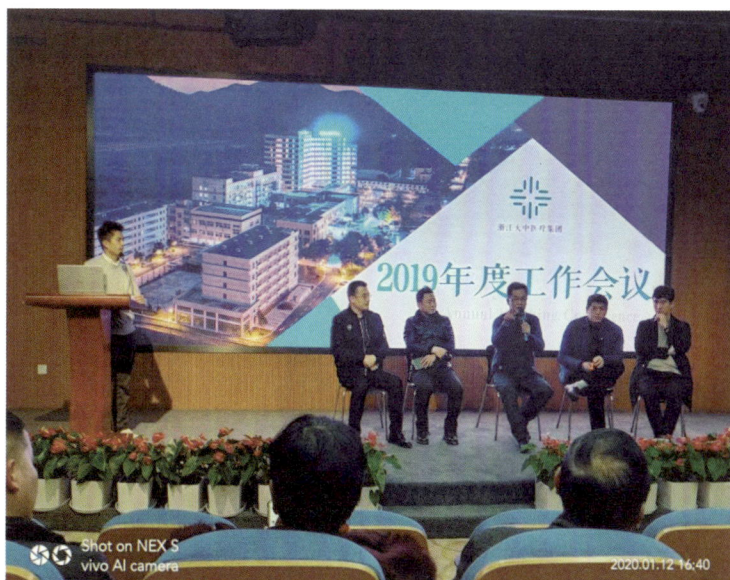

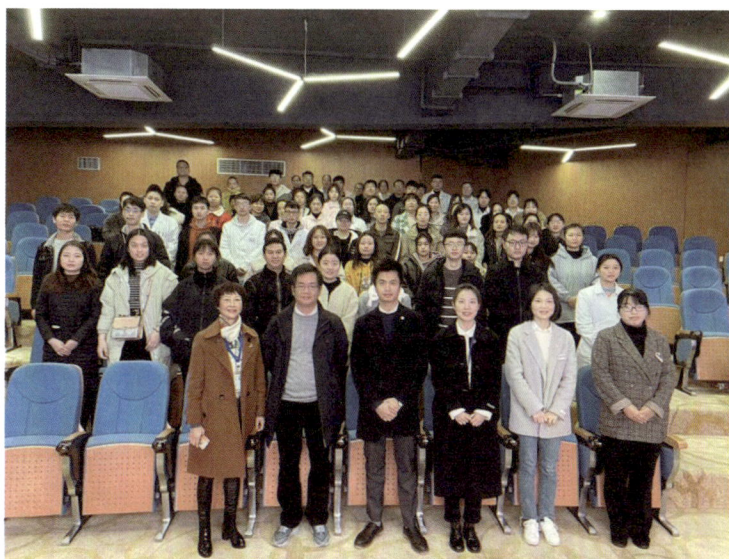

2019，院长论坛与岗前培训

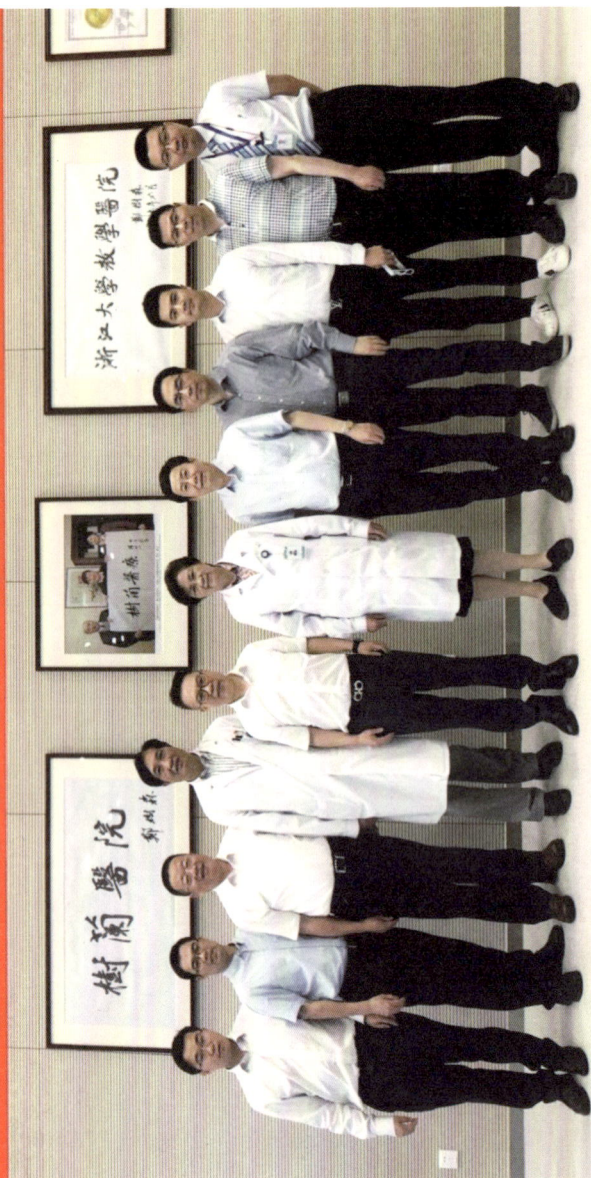

2020，行业协会工作

图书在版编目（CIP）数据

树业十载：医院管理的思考与实践 / 田裕民著.

北京：新华出版社，2022.8

ISBN 978-7-5166-6413-1

Ⅰ.①树… Ⅱ.①田… Ⅲ.①医院－管理－研究－缙

云县 Ⅳ.①R197.32

中国版本图书馆CIP数据核字(2022)第159942号

树业十载：医院管理的思考与实践

作　者：田裕民

责任编辑：唐波勇　张云杰

出版发行：新华出版社

地　址：北京石景山区京原图8号　　邮　编：100040

网　址：http://www.xinhuapub.com

邮　箱：weh@wenwu.com

经　销：新华书店、新华出版社天猫旗舰店、京东旗舰店及各大网店

购书热线：010—63077122　　中国新闻书店购书热线：010—63072012

照　排：杭州本原文化创意有限公司

印　刷：浙江影天印业有限公司

成品尺寸：140mm×215mm

印　张：9.5　　　　　　　　字　数：105千字

版　次：2022年8月第一版　　印　次：2022年8月第一次印刷

书　号：ISBN 978-7-5166-6413-1

定　价：98.00元